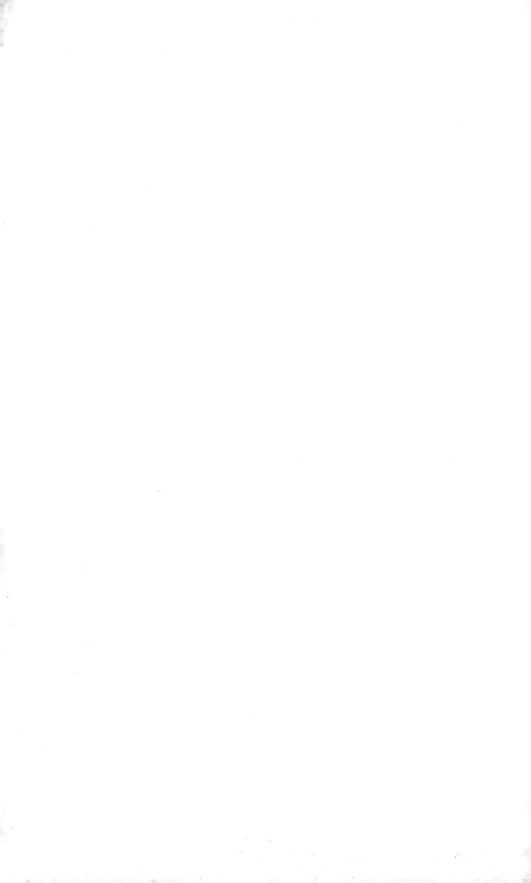

DES INDICATIONS

ET DES

CONTRE-INDICATIONS

DES

EAUX DE VICHY

DES

INDICATIONS

ET DES

CONTRE-INDICATIONS

DES

EAUX DE VICHY

PAR

Le Dʳ F.-Aug. DURAND

(DE LUNEL)

Médecin consultant à Vichy,
ex-médecin en chef (en retraite) de l'hôpital thermal militaire de cette station
Officier de la Légion d'honneur et de l'ordre du Medjidié de Turquie,
correspondant des Sociétés de Médecine de Lyon, de Marseille, de Bordeaux,
d'Alger et de Constantinople,
de la Société académique de la Loire-Inférieure

~~~

PARIS

CHEZ F. SAVY, LIBRAIRE-ÉDITEUR

Rue Hautefeuille, 24

ET CHEZ TOUS LES LIBRAIRES DE VICHY

—

1872

AVANT-PROPOS

Un grand nombre de médecins s'étonnent, à bon droit, de ce que, parmi tant d'ouvrages qui se publient sur les eaux minérales, ouvrages dans lesquels les cas d'opportunité des traitements thermaux sont, en général, assez bien déterminés, il ne s'en trouve aucun qui vienne suffisamment les éclairer sur les cas d'inopportunité et sur les motifs de réserve de l'emploi des eaux.

Ce reproche peut s'appliquer, jusqu'à un certain point, aux ouvrages qui ont trait aux eaux de Vichy. Aussi, combien observons-nous, dans cette station thermale, de directions hasardées venues du dehors ! combien voyons-nous de malades qui s'étonnent, une fois arrivés à Vichy, des réserves qui leur sont imposées par les médecins de cette localité ! mais surtout combien en voyons-nous d'autres qui, se figurant que les eaux minérales sont d'une manière absolue inoffensives, les prennent, à propos de quelques affections réputées curables à Vichy, sans guide et sans discernement, et n'appellent le médecin que lorsque quelque événement plus ou moins fàcheux leur a démontré que ces eaux ont une tout autre portée que celle qu'ils avaient supposée !

Quelques-uns, il est vrai, ayant déjà consulté un médecin dans une première saison, croient pouvoir s'en dispenser dans une seconde ou dans une troisième, en se promettant de se conformer aux prescriptions antérieures; mais combien d'entre eux ont, à leur insu, contracté, dans ces intervalles, de nouveaux cas de contreindication ou de réserve ! Tous, du reste, n'ont-ils pas besoin, dans une médication aussi active, d'une incessante surveillance ?

Toutes les eaux minérales fortes, qu'on se le figure bien, telles que celles de Vichy, de Barèges, du Mont-Dore, de Wiesbaden, de Carlsbad, de Bourbonne-les-Bains, de Balaruc, de Vals, d'Aix (en Savoie), etc., etc., ne sont d'héroïques médicaments que parce qu'elles sont chargées de principes minéralisateurs énergiques, de ces principes qui sont susceptibles de faire beaucoup de bien quand ils sont sagement dirigés, et beaucoup de mal s'ils portent à faux. Or, à notre époque, il est d'autant plus nécessaire, il faut le dire, de régulariser scientifiquement leur emploi, que, depuis quelques années, des tolérances officielles ont porté une grave atteinte à ces conditions d'ordre et de bonne direction. Que dire, en effet, d'un décret du 28 janvier 1860 dont un des articles est ainsi conçu : « L'usage des eaux n'est subordonné à aucune permission, à aucune ordonnance de médecin » ?

Ce texte, qui est en dérogation formelle avec l'esprit de la loi du 21 germinal an XI, qui prescrit aux pharmaciens de ne débiter aucune drogue sans une prescription médicale, ce texte, qui ne s'est ostensiblement appuyé sur aucun avis compétent, qui n'a pas de motifs sérieux (1) et qui émane, dirait-on, d'une influence industrielle, n'induit-il pas le public en erreur? ne lui donne-t-il pas à croire que les eaux minérales sont des composés assez inoffensifs pour ne pas devoir être assimilés aux drogues pharmaceutiques? Or, cela n'est pas exact. L'usage de toutes les eaux fortes, très-utile dans certains cas, est très-nuisible dans certains autres, et ne s'accompagne que trop souvent, par suite de l'ignorance des malades, d'accidents déplorables.

Nous n'avons certes pas la prétention, dans ce travail, de faire réviser une mesure officielle, quelque contraire qu'elle soit à la doctrine qui régit en France l'usage des médicaments, et, tranchons le mot, quelque dangereuse qu'elle soit pour la santé publique. Elle a été le résultat d'une surprise et d'une erreur, et le temps en fera tôt ou tard justice. Mais, après avoir été, pendant plusieurs années, à la tête d'un grand établissement thermal, nous sentons le besoin de communiquer à nos confrères quelques résultats de nos observations, dans le but de les éclairer sur le fort et le faible des eaux de Vichy, sur les cas qui réclament ou qui repoussent leur emploi, et enfin sur la nécessité qu'il y a, pour le corps

---

(1) Parmi les motifs de cette innovation, le rapport du Ministre cite « la convenance de permettre à MM. les touristes de prendre, sans prescription médicale, quelques bains ou quelques verres d'eau. « (Dr SÉNAC; QUELQUES RÉFLEXIONS SUR L'INSTITUTION DU TRAITEMENT THERMAL DE VICHY : Paris, 1861).

médical, d'opposer des méthodes sévères de traitement à d'imprudentes innovations administratives.

Il y a donc urgence, tout en précisant, le mieux possible, les cas morbides qui nécessitent l'usage des eaux de Vichy, tout en les affirmant par l'observation statistique et clinique d'un grand service, tout en dirigeant l'attention des praticiens sur quelques cas non encore étudiés qui peuvent retirer quelques bénéfices des eaux, il y a donc urgence, disons-nous, de faire ressortir les dangers de l'emploi irréfléchi de ces moyens dans un grand nombre d'affections morbides et même dans de simples conditions d'ordre hygiénique que nous préciserons.

DES INDICATIONS

ET

DES CONTRE-INDICATIONS

DES

EAUX DE VICHY

CHAPITRE PREMIER

Considérations générales

L'opportunité de l'application d'un moyen médicateur à un état morbide donné s'appelle, en médecine, une *indication*. Le danger de cette application s'appelle une *contre-indication*. Entre ces deux limites, il peut se présenter, quant à la convenance de la médication, des moyens termes que nous appellerons des *motifs de réserve*.

L'indication et la contre-indication, quand elles sont formelles et chacune parfaitement isolées chez un individu, sont des sujets de quiétude pour la responsabilité médicale. Il s'agit alors, pour le médecin, guidé par les règles de l'expérience, de faire ou de ne pas faire, de conseiller ou de dissuader. Mais il n'en est plus de même quand il y a des motifs de réserve, c'est-à-dire, quand aux motifs d'indication se trouvent mêlés des motifs plus ou moins sérieux de contre-indication ; cas très-fréquents. Alors les difficultés de l'art sont souvent fort grandes.

Ces difficultés s'offrent surtout fréquemment dans la pratique des eaux minérales, pratique dont l'action bienfaisante est limitée à certains cas morbides, à certains siéges organiques, à certaines conditions hygiéniques. Elles se présentent plus souvent encore quand ces eaux sont *fortes*, c'est-à-dire fortement chargées de principes minéralisateurs d'une certaine énergie, et telles sont, par exemple, en France, celles de Vichy, de Vals, de Balaruc, de Baréges, de Bourbonne-les-Bains, d'Aix (en Savoie), etc., etc. L'énergie pour le bien peut l'être pour le mal, selon les circonstances.

On comprend facilement, du reste, ces difficultés : soit une maladie qui réclame l'emploi

des eaux, rien ne sera moins embarrassant que
le parti à prendre à son égard, si elle se présente dans l'état simple, et si les conditions
d'âge, de constitution, de tempérament, d'idio-
syncrasie et de milieu du malade s'adaptent à ce
traitement. Mais que la maladie, en elle-même
parfaitement curable par les eaux, soit compliquée d'une affection qui devra être exaspérée par
leur usage ; qu'il n'existe même de celle-ci que le
germe ou que des reliquats ; que, d'autre part,
la constitution du malade répugne plus au
moins, par sa force, sa faiblesse ou ses particularités idiosyncrasiques à l'usage des eaux ; qu'il
en soit de même de son tempérament, plus ou
moins sanguin, plus ou moins nerveux, plus ou
moins bilieux ou plus ou moins lymphatique ;
que le climat ou la saison dans lesquels il se
trouve ne soient pas propices au traitement
thermal, etc., etc. ; dans ces cas, évidemment,
une direction toute particulière devra être imprimée au traitement, et celui-ci devra être tel
que, pendant que l'affection curable à Vichy sera
poursuivie, les autres affections, les affections
contre-indiquantes ne soient pas aggravées. De
là, de grands ménagements dans l'emploi des

eaux, de grands sacrifices de temps et des appels incessants à des médications adjuvantes susceptibles d'empêcher les recrudescences ou les récidives à craindre. Nous avons déjà appelé ailleurs (1) cette manière d'opérer : *faire de la stratégie médicale.* Nous conservons cette expression.

Dans les affections contre-indiquantes, notons bien ceci, il ne faudra pas seulement tenir compte des affections actuellement existantes, mais aussi des affections éteintes depuis peu, attendu que, comme nous le voyons tous les jours à Vichy, plusieurs de ces dernières, surtout celles dans lesquelles le système nerveux s'est trouvé assez fortement engagé, se reproduisent avec une très-grande facilité sous l'influence des eaux.

De même, il y aura lieu de porter une grande attention sur les affections imminentes ou probablement imminentes , c'est-à-dire sur les fâcheuses dispositions actuelles de l'individu. A cet égard, l'étude de son tempérament, de ses idiosyncrasies, des actes qu'il a récemment accomplis, de ses habitudes, de l'état de santé de

(1) Des incidents du traitement thermal-minéral, etc., Vichy, Paris 1864 (deuxième édition).

ses ascendants et de ses consanguins, de la saison qu'il vient de passer et du climat qu'il vient d'habiter, pourra fournir de précieux renseignements sur son état actuel, et pourra mettre le médecin en garde contre de probables contre-indications, ou tout au moins contre de probables motifs de réserve. En un mot, ce n'est pas seulement dans l'état présent du malade, qu'il faut reconnaître les *impedimenta* du traitement thermal, mais c'est encore dans son passé et même dans son avenir.

Pour faire une étude sérieuse des indications, des contre-indications et des motifs de réserve dans le traitement par les eaux de Vichy, il est indispensable d'examiner auparavant les objectifs du traitement et ses moyens, c'est-à-dire d'examiner, d'une part, quelles sont les maladies appelées aux bienfaits de Vichy, et, d'autre part, quels sont la nature et le mode d'action des eaux dont l'emploi peut leur apporter du soulagement. Nous commencerons donc par cette double étude.

1.

CHAPITRE II

Coup-d'œil général sur les maladies traitées à Vichy

Les maladies que l'on traite généralement à Vichy sont certaines *affections locales* et certaines *diathèses* et *cachexies*, à déterminations locales plus ou moins variées.

Les diverses affections primitivement ou secondairement locales que l'on y traite se font remarquer par une particularité caractéristique relative à leurs *sièges :* c'est qu'elles n'intéressent, le plus souvent, que des organes sous-diaphragmatiques. On s'expliquera cette particularité, et par l'étude des modes physiologiques d'action des eaux, parmi lesquels l'action excitante joue un grand rôle, et par la prise en considération des dispositions et des distinctions du système nerveux en deux appareils, dont l'un est très-excitable et l'autre l'est moins.

Une autre particularité très-importante à faire

observer relativement à ces affections, c'est que pour pouvoir être traitées à Vichy, elles doivent être à l'état *chronique*, ou pour le moins *sub-aigu*. C'est encore dans l'étude des eaux et dans celle de leurs modes physiologiques d'action que nous pourrons découvrir les motifs de cette prédilection.

Enfin, faisons observer qu'on n'admet pas à Vichy d'affection ayant atteint les degrés de la dégénérescence organique, qu'aucun cas de ce genre n'y est connu curable, et que ceux qui peuvent s'y présenter sont généralement exposés à s'y aggraver. Cela tient à ce que les eaux jouissent de pouvoirs excitants, fluidifiants, dissolvants, etc., incompatibles, en général, avec le maintien de l'innocuité de la plupart des dégénérescences organiques.

Les affections que l'on vient généralement faire traiter à Vichy, et dont nous tâcherons plus tard de justifier le droit au traitement thermal sont les suivantes :

AFFECTIONS DU TUBE DIGESTIF } Dyspepsies gastriques à nombreuses variétés : phlegmasique, névralgique, vomitante, pituiteuse, acescente, flatulente, vertigineuse, dyspnéïque, syncopale, atonique, mixte, etc.

AFFECTIONS DU TUBE DIGESTIF

Dyspepsies intestinales et gastro-intestinales à plusieurs variétés : phlegmasique sub-aiguë, névralgique, flatulente, constipante, diarrhéique, dyssentérique, atonique, mixte, etc.
Gastralgies par crises,
Entéralgies et gastro-entéralgies par crises.

AFFECTIONS DES ANNEXES DU TUBE DIGESTIF

Hépatite chronique, engorgement du foie.
Coliques hépatiques, calculs biliaires.
Splénite chronique, engorgement de la rate.
Engorgement des viscères abdominaux, avec ou sans cachexie paludéenne.
Tumeurs abdominales diverses.
Ascite consécutive légère.

AFFECTIONS DE L'APPAREIL GÉNITO-URINAIRE

Néphrite chronique.
Gravelles diverses (surtout l'urique).
Coliques néphrétiques.
Cystite chronique, catarrhe vésical.
Incontinence d'urines.
Prostatite chronique.
Diabète sucré.
Polyurie.
Albuminurie.
Ovarite chron., engorgement des ovaires.
Métrite chronique, engorgement de l'utérus, avec ou sans déviation.
Leucorrhée.   Traitement
Aménorrhée.   carbo - sodique
Dysménorrhée.   ferrugineux.
Stérilité.

AFFECTIONS DE L'APPAREIL LOCOMOTEUR	Rhumatisme articulaire chronique. Goutte par accès, goutte noueuse. Rhumatisme goutteux.

AFFECTIONS DIVERSES	Anémie, chlorose. Obésité Scrofules.	Traitement par les Eaux carbo - sodiques fer- rugineuses.
	Phlébite chronique. Induration du tissu cellulaire. Quelques dermatoses sèches. Quelques névropathies symptômatiques.	

Telles sont les affections dont on trouve des exemples de bon traitement à Vichy. Si nous nous enquérons de leur *nature*, nous pouvons les résumer dans les modifications, locales ou générales, suivantes :

1º En les considérant selon leurs localisations, nous y jugeons des modifications irritatives, névrosiques, congestives, phlegmasiques, suffusives, plastiques (dépôts albumino-fibrineux) hypertrophiques, catarrhales, atoniques, etc., de certaines muqueuses (digestive, urinaire); des modifications ordinairement congestives, quelquefois phlegmasiques, et souvent consécutivement plastiques, hypertrophiques ou lithiasiques (calculs dans les tissus des reins et du foie) dans certains parenchymes; des modifications ordinairement congestives, quelquefois inflammatoires et assez souvent plastiques ou tophacées dans certaines articulations; enfin des modifications sthéniques ou asthéniques de certains nerfs en sympathie d'action avec les appareils digestif ou génito-urinaire;

2° En les considérant au point de vue général, nous y reconnaissons les diathèses graveleuses, surtout l'uro-graveleuse, la diathèse uro-goutteuse, la diathèse rhumatismale, la diathèse glycosurique, et quelquefois les diathèses albuminurique, scrofuleuse et graisseuse; nous y voyons la cachexie paludéenne, la cachexie anémique, et enfin diverses modifications générales imprimées à l'organisme, soit par les fatigues corporelles, soit par la vie sédentaire, soit par les abus, etc., etc.

Passons aux *causes* :

Les causes des affections traitées à Vichy sont multiples, et nous les diviserons aussi en locales et générales; — les premières relevant d'une alimentation tantôt trop grossière, tantôt trop substantielle et tantôt insuffisante, de l'irrégularité des habitudes diététiques, de l'abus des bois-

sons alcooliques. de l'abus des épices et des excitants, de l'abus du tabac à fumer, de la présence
irritante de graviers ou de calculs dans les voies
urinaires ou biliaires, d'uréthrites anciennes, de
rétrécissements uréthraux, de congestions sanguines dues à certains états fébriles, et notamment aux fièvres intermittentes, aux fièvres
typhoïdes, au *vomito*, au choléra. — Les secondes comprenant les diathèses et les cachexies
citées et un grand nombre d'influences générales
anti-hygiéniques susceptibles de provoquer des
déterminations morbides locales, et telles sont
les influences climatériques de la chaleur et de
l'humidité, l'excès du travail intellectuel, les pei-
nes morales, l'abus de certains plaisirs, etc., etc.

Dans notre clientèle civile, la vie sédentaire
des femmes, les conditions irrégulières de la
menstruation et de la ménopause, et surtout les
suites de couches, nous ont paru rendre ce sexe
fortement tributaire des eaux de Vichy.

Les causes des maladies soumises au traitement de Vichy sont donc nombreuses et variées,
quoique leurs effets puissent souvent être com-
battus par cette unique et précieuse médication.

Nous dirons enfin quelques mots des états

simple ou *complexe* des affections rencontrées dans cette station.

Le second état est bien plus fréquent que le premier, c'est ainsi que nous voyons se présenter, en 1866, 705 malades à l'hôpital thermal militaire de Vichy, et que, sur ce nombre, 248 seulement sont atteints d'affections simples; proportion presque identique dans les autres années.

Cette faible proportion a sa raison d'être dans ces faits que la plupart des maladies traitées à Vichy, ou bien relèvent de diathèses ou de cachexies ayant le pouvoir de faire déclarer des déterminations morbides sur divers organes à la fois, ou bien sont constituées par des affections locales irradiant facilement, soit par cause de solidarité de fonctions, soit par cause de sympathies, des manifestations morbides sur d'autres points, ou bien enfin sont primitivement dues à des maladies aiguës générales laissant souvent après elles plusieurs affections locales.

A la première catégorie rapportons, par exemple, les diverses manifestations de la diathèse urique, manifestations qui n'intéressent pas toujours seulement l'appareil urinaire et les articulations, mais qui peuvent encore intéresser, soit

par sympathies nerveuses, soit surtout par métastases, presque tous les appareils. A la même
catégorie, rapportons encore les diverses affections locales dues aux cachexies paludéenne,
anémique, diabétique, albuminurique, scrofu-
fuleuse, etc.

A la seconde catégorie rattachons, par exemple, les conséquences morbides que provoquent
sur d'autres points, surtout sur le système nerveux, les affections de l'estomac, celles qu'éveil-
lent sur l'estomac ou sur le reste du tube digestif les affections du foie, celles que font
développer sur la vessie les affections des
reins, etc., etc.

Enfin, nous rangeons dans la troisième catégorie les reliquats multiples des fièvres graves
(typhiques, typhoïdes, intermittentes, éruptives
ou autres), ayant déterminé, ici de la dyspepsie
avec des névralgies, là de la diarrhée avec une
hépatite, et ailleurs l'engorgement de plusieurs
tissus, de plusieurs viscères ou de plusieurs
glandes.

On sent bien combien il est important, pour
le traitement thermal, de tenir compte de ces
phénoménisations multiples. Certes, tant que di-

verses d'entr'elles, surgissant à la fois, sont du ressort de la médication thermale, tout va bien. Mais il n'en est pas toujours ainsi : quelques-unes d'entr'elles sont souvent fixées sur des organes dont les affections ne sont pas du ressort de cette médication, et telles sont celles qui se sont établies sur le système nerveux cérébro-spinal, sur le cœur ou sur le poumon ; d'autres sont, par nature, ou réfractaires à l'action des eaux ou susceptibles d'être aggravées par elles, et telles sont les affections aiguës, inflammatoires ou nerveuses. Eh bien! que d'embarras et de réserves en pareils cas ! C'est ce qui constitue une des plus grandes difficultés du traitement de Vichy : c'est ce qui justifie la nécessité de ce travail.

Néanmoins, on observe assez souvent des affections curables à Vichy, qui, par sympathie nerveuse, ont retenti sur des organes dont les affections ne s'y traitent pas : telles sont, par exemple, certaines dyspepsies dites dyspnéiques, somnolentes, vertigineuses, névralgiques, syncopales, etc. Eh bien! dans ces cas, la dyspepsie, la somnolence, les vertiges, les douleurs nerveuses ou les défaillances pourront, en même

temps que la dyspepsie, céder au traitement
de Vichy. Mais quelles précautions ne faudra-t-il
pas prendre encore pour obtenir ces triom-
phes ?

En résumé, les affections à traiter à Vichy sont
générales ou locales. Etant générales, elles constituent des diathèses et des cachexies, et elles ont
presque toujours des manifestions locales. — Etant
locales, elles ont presque toujours pour siége la
partie sous-diaphragmatique du corps; elles intéressent de préférence le tube digestif, ses annexes parenchymateux, les organes génito-uri-
naires et les articulations ; elles sont chroniques
ou tout au moins sub-aiguës ; elles sont irritatives, névrosiques, phlegmasiques, congestives,
catarrhales, suffusives, plastiques, lithiasiques,
glycosuriques, albuminuriques, anémiques, atoniques, etc., etc. ; elles n'admettent pas la dégénérescence organique : elles ont pour cause des
conditions diverses, tantôt générales et durables,
telles que des diathèses et des cachexies, et tantôt
locales et passagères, telles que des influences
accidentelles; elles sont le plus souvent com-
plexes ; elles peuvent enfin se compliquer mu-

tuellement et rentrer alors dans l'unité du traitement thermal : mais elles peuvent souvent se
compliquer d'affections, générales ou locales,
réfractaires ou antipathiques à ce traitement, ce
qui doit en faire préciser les contre-indications
ou tout au moins les motifs de réserve.

CHAPITRE III

Coup-d'œil général sur les propriétés des Eaux de Vichy

CARACTÈRES ET MODES D'ACTION

— —————

§ 1. — CARACTÈRES PHYSICO-CHIMIQUES DES EAUX

Les eaux minérales du bassin de Vichy sont des eaux salines, alcalines, gazeuses, et, selon leurs sources, thermales ou athermales. Elles sont émises par seize points d'émergence, dont dix sont situés à Vichy même.

La quantité des principes minéralisateurs y varie, selon les sources, de $7^{gr}755$ à $9^{gr}165$ par litre.

Nous empruntons aux travaux de M. Bouquet un tableau comprenant les quantités des divers composés, hypothétiquement attribués à un litre de chacune des eaux minérales du bassin de Vichy (1).

(1) Histoire chimique des Eaux minérales et thermales de Vichy, Cusset, Vaisse, Hauterive et Saint-Yorre. Paris, 1855.

TABLEAU *comprenant les quantités des divers composés*
des eaux minérales du

DÉSIGNATION DES LOCALITÉS. . . . . . . DÉNOMINATION DES SOURCES	VICHY.					
	GRANDE-GRILLE.	PUITS CHOMEL.	PUITS CARRÉ.	LUCAS.	HOPITAL.	CÉLESTINS.
Acide carbonique libre	0,908	0,768	0,876	1,751	1,067	1,049
Bicarbonate de soude	4,883	5,091	4,893	5,004	5,029	5,103
» de potasse	0,352	0,371	0,378	0,282	0,440	0,315
» de magnésie	0,303	0,338	0,335	0,275	0,200	0,328
» de strontiane	0,303	0,003	0,003	0,005	0,005	0,005
» de chaux	0,434	0,427	0,421	0,545	0,570	0,462
» de protoxyde de fer. . . .	0,004	0,004	0,004	0,004	0,004	9,004
» de protoxyde manganèse	traces.	traces.	tracés.	traces.	traces.	traces.
Sulfate de soude.	0,291	0,291	0,291	0,291	0,291	0,291
Phosphate de soude	0,130	0,070	0,128	0,070	0,046	0,091
Arséniate de soude	0,002	0,002	0,002	0,002	0,002	0,002
Borate de soude	traces.	traces.	traces.	traces.	traces.	traces.
Chlorure de sodium.	0,534	0,534	0,534	0,518	0,518	0,534
Silice.	0,070	0,070	0,068	0,050	0,050	0,060
Matière organique bitumiuse .	traces.	traces.	traces.	traces.	traces.	traces.
TOTAUX.	7,914	7,959	7,833	8,797	8,222	8,244

(1) Trois nouvelles sources, dont l'analyse se fait attendre, ont été découvertes au GROTTE , livrée au public ; l'importante source découverte l'an dernier par jour ; enfin une source faible, non livrée au public, qui pourrait rendre de très grands
Quant à la source appelée , dans ce tableau, NOUVELLE SOURCE DES CÉLESTINS, motif.

salins, hypothétiquement attribués à 1 litre de chacune
bassin de Vichy (1).

VICHY.			VAISSE.	HAUTE-RIVE.	SAINT-YORRE.	ROUTE de CUSSET	CUSSET.		
NOUVELLE SOURCE DES CÉLESTINS.	PUITS BROSSON.	PUITS DE L'ENCLOS DES CÉLESTINS.	PUITS DE VAISE.	PUITS D'HAUTERIVE.	SOURCE DE SAINT-YORRE.	PUITS DE MESDAMES.	PUITS DE L'ABATTOIR.	PUITS DE DE SAINTE-MARIE.	PUITS ÉLISABETH.
1,299	1,555	1,759	1,968	2,183	1,333	1,918	1,495	1,642	1,770
4,101	4,857	4,910	3,537	4,687	4,881	4,016	5,130	4,733	4,837
0,231	0,292	0,527	0,222	0,189	0,233	0,189	0,274	0,262	0,253
0,534	0,213	0,238	0,382	0,501	0,479	0,425	0,532	0,455	0,460
0,005	0,005	0,005	0,005	0,003	0,005	0,003	0,005	0,003	0,003
0,699	0,614	0,710	0,691	0,432	0,514	0,694	0,725	0,692	0,707
0,044	0,004	0,028	0,004	0,017	0,110	0,026	0,049	0,063	0,022
traces.	traces.	traces.	traces.	traces.	traces.	traces.	traces.	traces.	traces
0,314	0,314	0,314	0,243	0,291	0,271	0,250	0,291	0,340	0,340
traces.	0,149	0,081	0,162	0,046	traces.	traces.	traces.	traces.	traces.
0,003	0,002	0,003	0,002	0,002	0,002	0,003	0,003	0,003	0,003
traces.	traces.	traces.	traces.	traces.	traces.	traces.	traces.	traces	traces.
0,555	0,550	0,534	0,598	0,534	0,518	0,555	0,534	0,453	0,468
0,065	0,065	0,065	0,041	0,071	0,052	0,032	0,032	0,025	0,034
traces.	traces.	traces.	traces.	traces.	traces.	traces.	traces.	traces.	traces.
7,865	8,601	9,165	7,755	8,956	8,298	7,811	8,971	8,609	8,807

quartier des Célestins depuis la publication de ce tableau. Ce sont : celle dite de la
MM. Pigeon et Jourdan qui donne un débit quotidien de plus de 20,000 litres par
services dans une station à laquelle on reproche de ne pas avoir d'eau faible,
qui est la plus ferrugineuse de Vichy, elle a été fermée. Nous ne savons pour quel

NOTE DE L'AUTEUR.

Nous relevons de ce tableau les données suivantes :

La quantité d'*acide carbonique* comprise dans les eaux de Vichy y varie de $0^{gr}768$ à $2^{gr}183$.

L'agent qui y domine est le *bi-carbonate de soude* dont la quantité progresse, d'une fontaine à l'autre, d'un *minimum* de $3^{gr}137$ à un *maximum* de $5^{gr}130$.

Mais, à côté du bi-carbonate de soude, s'offrent d'autres *bi-carbonates alcalins* dont les doses réunies s'élèvent, selon les sources, de $1^{gr}092$ à $1^{gr}150$; ce sont ceux de potasse, de magnésie, de strontiane et de chaux; de sorte que le vrai *minimum* des bi-carbonates alcalins réunis est de $4^{gr}747$ (puits de Vaisse), et leur vrai *maximum*, de $6^{gr}666$ (puits de l'Abattoir, à Cusset).

Il s'offre aussi, dans les eaux de Vichy, du *bi-carbonate de fer*, aux doses graduées de $0^{gr}004$ à $0^{gr}053$, et des traces de *bi-carbonate de magnésie*.

Toutes les sources renferment une certaine quantité d'*arséniate* de soude qui varie, selon les points d'émergence de $0^{gr}002$ à $0^{gr}003$. Ce sont les sources les plus ferrugineuses qui sont aussi les plus arsénicales.

Une certaine quantité de *sulfate de soude* s'y présente; mais à doses trop faibles pour provoquer des effets laxatifs. Les quantités de ce sel varient, selon les fontaines, de $0^{gr}291$ à $0^{gr}340$, et il est remarquable encore que ces quantités sont en rapport avec les quantités de fer et d'arsenic; ce qui a fait penser à M. Bouquet que le fer, l'arsenic et le soufre du sulfate en question, trouvés dans les eaux, proviennent de l'action oxydante et puis dissolvante que les eaux exercent sur les éléments ferrugineux, arsénicaux et sulfureux du mispickel présent dans les porphyres qui entourent ces eaux dans les profondeurs du sol.

Le *chlorure* de *sodium* existerait dans les eaux de Vichy aux doses graduées de $0^{gr}355$ à $0^{gr}550$.

Le *phosphate* de *soude* s'y rencontrerait jusqu'à la dose de $0^{gr}162$.

On y trouve encore une petite quantité de *silice*, des traces de *borate* de *soude*, et des traces de *matière organique bitumineuse*.

Enfin, il se dégage de quelques-unes d'entr'elles un peu de *gaz hydrogène sulfuré*, attribué par M. Bouquet à la présence du soufre du mispickel, sur lequel aurait réagi l'hydrogène de

l'eau, attribué par d'autres chimistes à des dé-
compositions organiques.

Il est aisé de voir, d'après ces résultats analy-
tiques, que les plus remarquables et les plus
actifs de ces agents sont, parmi les produits
fixes, les divers bi-carbonates alcalins, le bi-carbonate de fer, l'arséniate de soude et le chlorure
de sodium, et, parmi les produits gazeux, le gaz
acide carbonique. Cependant les sources qui laissent dégager l'hydrogène sulfuré paraissent retirer aussi de celui-ci quelques heureuses applications.

Nous reviendrons sur chacun de ces principaux agents à propos du mode d'action des
eaux.

Les eaux de Vichy sont limpides ; elles ont un
un léger goût alcalin, un peu masqué par la saveur
aigrelette et piquante du gaz acide carbonique
qui s'en dégage. Ce goût est loin d'être désagréable
dans les sources chaudes et se trouve agréable
dans les sources froides. Les sources qui laissent
dégager de l'hydrogène sulfuré en présentent à
peine l'odeur. Mais deux d'entr'elles présentent
une odeur bitumineuse désagréable, ce sont celle
de Vaisse, et, à un moindre degré, celle du Parc.

Ces eaux sont thermales ou athermales, leur température se gradue d'une source à l'autre, depuis $12° + 0$ jusqu'à $44°70 + 0$.

Parmi les eaux bi-carbonatées alcalines fortes de France, elles seules ont des sources chaudes depuis $22°50$ jusqu'à $44°70$.

Voici quel est leur ordre de thermalité :

Source dite nouvelle des Célestins, analysée par **M.** Bouquet (aujourd'hui fermée).	$12° + 0$
Source de l'Abattoir (Cusset).	$12°2$
— de Saint-Yorre.	$12°3$
— des Célestins.	$14°3$
— d'Hauterive.	$14°8$
— Mesdames.	$16°8$
— Sainte-Marie (Cusset).	$16°8$
— Elisabeth.	$16°8$
— Brosson (du Parc).	$22°5$
— Lardy.	$23°6$
— de Vaisse.	$27°0$
— Lucas.	$29°2$
— de l'Hôpital.	$30°8$
— de la Grande-Grille.	$41°8$
Puits-Chomel.	$44°$
Puits-Carré.	$44°7$

Hormis celle de Vaisse, toutes les sources chaudes sont situées à Vichy même.

Telles sont, d'après un coup d'œil général, les eaux de Vichy. Elles ont pour conditions, communes avec quelques autres bi-carbonatées sodiques fortes de France, d'être gazeuses, ferrugineuses et chlorurées sodiques; mais de plus, ou bien plus qu'elles, elles sont arsénicales, et, en partie thermales. Ces eaux ont donc, au point de vue physico-chimique, une physionomie que leurs analogues n'ont pas, et qui ne leur permet que rarement de pouvoir être remplacées par elles.

§ II. — DES MODES D'ACTION DES EAUX DE VICHY

1. MODE GÉNÉRAL

Il existait, il y a quelques années, deux écoles médicales à Vichy, deux écoles antagonistes. C'étaient l'école iatro-clinique et l'école iatro-chimique. Le médecin-inspecteur Prunelle était à la tête de l'une, et l'autre avait pour chef le médecin-inspecteur adjoint Petit. Ces célèbres médecins ont formé de savants et de fervents adeptes.

La première école paraissait faire peu de cas

de l'action chimique des eaux, et rapportait principalement leurs effets à l'action vitale qu'elles exercent, action qu'elle résumait dans le mot *excitation*.

Il est certain que cette excitation existe, qu'elle est même primitive, nous l'avons cliniquement démontré, pour notre compte, dans notre brochure sur *les Incidents du traitement thermominéral de Vichy*. En considérant, en effet, la nature de ces incidents, nous avons fait voir que sur les 423 incidents que nous avons observés pendant la saison de 1863, 357 doivent être incontestablement rapportés à l'excitement produit par les eaux. Dans un autre ouvrage (1), nous avons même tâché d'expliquer comment l'impression, même physique, des alcalins sur le système nervoso-sanguin devenait pour celui-ci un motif d'excitation, alors que l'impression, même physique, des acides faibles est pour ce système une cause de sédation.

(1) TRAITÉ DOGMATIQUE ET PRATIQUE DES FIÈVRES INTERMITTENTES, APPUYÉ SUR LES TRAVAUX DES MÉDECINS MILITAIRES EN ALGÉRIE, suivi d'une NOTICE SUR LE MODE D'ACTION DES EAUX DE VICHY DANS LE TRAITEMENT DES AFFECTIONS CONSÉCUTIVES AUX FIÈVRES INTERMITTENTES. — Paris, 1862, chez SAVY, libr.

Enfin, il est aisé de voir dans les tableaux statistiques qui terminent notre brochure sur les
Incidents, que l'excitation n'intéresse pas seulement le système sanguin, mais encore, et d'une
manière souvent très-pure, le système nerveux;
dans le premier cas, pouvant donner lieu à la
congestion, à l'irritation sanguine, et même à la
phlogose et à la pyrexie; et, dans le second,
pouvant donner lieu aux névralgies, aux douleurs
musculaires, aux spasmes, à l'agitation et à l'insomnie.

Mais nous faisions, dans un de nos passages, la
remarque suivante : « A côté de l'excitation générale, il y a dans l'action même des eaux de
Vichy des conditions *spéciales*, en vertu desquelles les maladies traitées dans cette dernière
station sont guéries par ces eaux et ne le sont pas
par celles d'autres thermes, où cependant se font
remarquer les mêmes phénomènes d'excitation. »
Que déduire de là, sinon qu'il y a autre chose
que de l'excitation dans le mode d'action des
eaux de Vichy, quelque chose que l'école clinique
n'a pas pu ou n'a pas voulu expliquer, car nous
croyons qu'elle a fermé les yeux, et qui dès lors
l'a trouvée insuffisante? N'est-il pas clair, en effet,

que les diverses eaux minérales doivent à leurs spécialités chimiques les spécialités de leur action?

Mais il est difficile à l'homme, même quand il conteste un point exclusif, d'être éclectique; et voilà que l'école iatro-chimique est elle-même tombée dans la même insuffisance. Pour elle, en effet, les pouvoirs neutralisants, fluidifiants, dissolvants ou saponifiants des eaux de Vichy ont été les seuls pouvoirs médicateurs de ces eaux. L'école iatro-clinique était assez franchement solidiste, et sa rivale s'est montrée, à un degré extrème, humoriste. Celle-ci ne s'est pas, le moins du monde, inquiétée de l'existence d'un système nerveux. Elle a méconnu, que dis-je, elle a quelquefois nié l'excitation. Elle a fait plus encore, elle n'a vu dans les eaux de Vichy que des alcalins. Alors, M. Durand-Fardel, le plus brillant de ses antagonistes, a-t-il pu lui dire : « Vous prétendez que les eaux de Vichy exercent leur action thérapeutique en fluidifiant, en dissolvant, et vous les employez tous les jours avec le plus grand succès dans les anémies, les cachexies paludéennes et les diarrhées chroniques afri-

caines, affections dans lesquelles les tissus ne
sont que trop réduits! »

L'objection était pressante. Mais si elle faisait
voir que les iatro-chimistes avaient eu le tort
grave de ne pas tenir compte de l'influence vitale, elle ne prouvait pas que les actions chimiques neutralisantes, fluidifiantes, dissolvan-
tes, etc., n'étaient pas, jusqu'à un certain point,
mises en jeu dans le traitement par les eaux de
Vichy. C'est que M. Durand-Fardel ne faisait
pas attention que les iatro-chimistes s'étaient
trop préoccupés de la composition alcaline des
eaux, et que celles-ci, étant néanmoins ferrugineuses, arsénicales, chlorurées sodiques, etc.,
pouvaient bien, dans ces conditions et par leurs
effets généraux excitants, toniques et reconstituants, mais souvent chimiques, atténuer, pallier
et même réparer quelquefois les effets de la dissolution et de la fluidification, subordonnés du
reste à des emplois plus ou moins exagérés des
eaux. Cela est si vrai que si l'on suit des individus, même forts, soumis à la médication pure-
ment alcaline, on les voit, après un certain temps,
s'affaiblir et se réduire; tandis que si l'on soumet
des individus, déjà assez épuisés, à l'usage des

eaux de Vichy, à des eaux alcalines *corrigées*, c'est-à-dire additionnées par la nature d'éléments toniques et reconstituants, on les voit promptement se réparer.

Ainsi, l'école iatro-chimique s'est montrée trop exclusive à son tour, d'abord en méconnaissant l'action excitante que les alcalins eux-mêmes exercent sur le système nerveux, et ensuite en méconnaissant les actions excitantes, toniques et reconstituantes qu'exercent sur l'économie les divers composants des eaux de Vichy.

On le voit, on peut reprocher aux deux écoles anciennes de Vichy d'avoir été, l'une et l'autre, trop exclusives. L'action *excitante* existe; c'est évident. Elle est même primitive, comme le prouve la rapidité avec laquelle apparaissent très-souvent les phénomènes d'excitation, tels que des névralgies, le réveil d'anciennes douleurs, la fièvre thermo-minérale première ou de stimulation, que caractérisent l'agitation, l'insomnie, un sentiment de chaleur, etc. Mais l'action *chimique* est, à son tour, incontestable, comme le démontrent les spécialités médicales des eaux, et, sous leur action, la neutralisation immédiate des sucs acides, la résolution des dépôts fibrineux ou albumino-fibrineux, la diminution fréquente de l'obésité, la facilité de l'expulsion des calculs, et enfin la fièvre thermo-minérale seconde que nous avons appelée fièvre ou état de *saturation*, que caractérisent un sentiment de lassitude, l'état saburral de la bouche, l'embarras gastrique, les répugnances pour l'eau minérale et pour les aliments, et quelquefois enfin une très-légère réaction fébrile (1). Il y avait donc matière à Vichy, non à la dictature de l'une ou de l'autre doctrine, mais à leur union.

Mais, il faut le dire, il se produit par les eaux une troisième action, dont ne se sont pas assez préoccupées les deux écoles, et qui, au point de

(1) Un jeune médecin a cru devoir, dans un bon GUIDE dont il est l'auteur, critiquer la distinction que nous avons établie entre la fièvre thermo-minérale de STIMULATION et la fièvre thermo-minérale de SATU-RATION. Pour lui, il n'y a qu'une fièvre thermo-minérale qui se poursuit avec des caractères différents, en intéressant d'abord la grande circulation et puis les organes. Nous admettrions volontiers cette unité si les deux manifestations n'étaient pas ordinairement séparées l'une de l'autre par plusieurs jours de calme. Notre jeune confrère trouve impropre notre expression de fièvre de saturation, attendu, dit-il, que l'alcalisation des urines n'est pas un phénomène de saturation, mais est, d'après M. Durand-Fardel, un phénomène de pure élimination. Mais nous faisons observer que nous n'avons nulle part rattaché notre idée de l'existence d'un état de saturation au phénomène de l'alcalisation des urines, que la saturation n'est que le sat, la fatigue de l'économie animale à l'égard du médicament journellement introduit, et que l'état alcalin des urines n'en est pas pour nous un indice nécessaire. Nous n'acceptons donc pas la critique de M. Lavigerie.

vue du traitement, est cependant la plus importante : cette action, c'est l'action *tonique*. Elle est
rendue évidente par les résultats même de la médication, à la suite de laquelle, en effet, les digestions, l'assimilation et la nutrition ont reçu une
nouvelle impulsion ; à la suite de laquelle le teint
s'est coloré, le pouls est devenu plus ferme et
plus régulier, les traits se sont épanouis et la
transpiration cutanée a pris un nouvel essor ; à
la suite de laquelle enfin les forces se sont accrues
et le bien-être général s'est rétabli. Ne sont-ce
pas là les signes de la tonicité ? Eh bien ! à quoi
attribuerons-nous une aussi heureuse modification ? Sans doute il faut la rapporter, en partie,
à la guérison progressive de la maladie, à la disparition de l'*épine* dont la présence retentissait
sur l'état général ; mais ne faut-il pas la rapporter aussi, comme nous l'avons déjà dit souvent,
d'une part, à l'action reconstituante de plusieurs
composants des eaux, tels que les carbonates
alcalins eux-même, le phosphate et le sulfate de
soude, le chlorure de sodium et l'oxyde de fer,
normalement présents aussi dans le sang, et,
d'autre part, à l'action, ici, stimulante, et, là, tonique proprement dite, et des sels alcalins, et du

chlorure de sodium, et du fer, et enfin de l'arsenic, qui font la principale richesse des eaux de Vichy?

Ainsi, n'appartenant à aucune des écoles exclusives professées à Vichy, trouvant chacune d'elles fondée par quelque point, nous efforçant de les concilier, mais ne jugeant pas cependant qu'elles puissent, telles qu'elles sont, se compléter mutuellement, attendu que certains éléments de la question sont restés méconnus par elles, nous tenons les eaux de Vichy pour primitivement *stimulantes*, progressivement *altérantes*, et, si le traitement a été bien conduit, ultérieurement *reconstituantes* et *toniques*.

Telles sont ces eaux dans les modes généraux de leur action. Mais il importe maintenant, pour mieux asseoir nos conclusions, de les examiner de plus près, c'est-à-dire dans le mode particulier d'action de chacun de leurs principaux composants.

2. MODES PARTICULIERS D'ACTION DES COMPOSANTS DES EAUX

Les *bi-carbonates alcalins* sont les bases fondamentales des eaux de Vichy. Par eux, ces

eaux jouissent, non-seulement d'un pouvoir excitant et d'un pouvoir altérant incontestables, mais
encore d'un pouvoir reconstituant marqué pour
le sérum du sang, qui, comme on le sait, contient
aussi une quantité très-notable de carbonates
alcalins (1).

Les bi-carbonates alcalins sont, nous venons
de le dire, excitants. En effet, nous avons maintes
fois observé, hors de Vichy, des malades, qui,
s'étant soumis à un usage assez soutenu de
la simple solution de bi-carbonate de soude, nous
ont présenté les mêmes phénomènes d'excitation : l'agitation, l'insomnie, le retour des né-

---

(1) Composants du sang, d'après Nasse (ERMAN'S, journal, 28,
page 146, 1843), mis en comparaison, d'après leur nature, avec ceux
des eaux de Vichy :

		gr.	
Globules.	. . . .	116,529	Non présents dans l'eau de Vichy.
Albumine.	. . . .	74,194	
Fibrine.	. . . .	2,233	
Graisse.	. . . .	1,970	
Carbonates alcalins.	. . . . .	0,956	Présents aussi dans l'eau de Vichy, mais en d'autres proportions (Voyez le tableau de M. Bouquet, pages 18 et 19.
Phosphate de soude.	. . . . .	0,823	
Sulfate de soude.	. . . .	0,202	
Chlorure de sodium.	. . . . .	4,699	
Oxyde de fer contribuant à former l'hématosine.	. . . .	0,834	
Chaux.	. . . .	0,183	
Acide phosphorique.	. . . . .	0,201	
Acide sulfurique.	. . . .	0,052	
Magnésie.	. . . .	0,015	
Silice.	. . . .	0,013	
Eau.	. . . .	798,402	

3

vralgies, les palpitations de cœur, les douleurs musculaires, etc., que nous observons souvent à Vichy même. C'est que les alcalins stimulent, en effet, la fibre nerveuse, comme les acides faibles la tempèrent. Nous rappellerons, à ce sujet, les expériences dans lesquelles Humboldt, d'une part, et Matteucci, de l'autre, réveillaient chez les animaux l'incitabilité nerveuse épuisée par le galvanisme, au moyen de l'application des alcalis, et la voyaient au contraire diminuer ou s'éteindre par l'action des acides. Nous nous sommes appesanti ailleurs (1) sur ces remarquables résultats; nous n'y reviendrons pas.

Mais, il faut le dire, si les alcalis ont un pouvoir excitant, sans doute utile quelquefois dans le traitement thermo-minéral de Vichy, peut-être utile, comme le veut l'école de Prunelle, dans les engorgements passifs, ils ont aussi un pouvoir altérant ou chimique, qui, pour être reconstituant à l'égard de quelques composants du sérum du sang, et, par exemple, à l'égard de de ses carbonates et de ses phosphates, n'en est

(1) TRAITÉ DOGMATIQUE ET PRATIQUE DES FIÈVRES INTERMITTENTES, avec Notice sur le mode d'action des Eaux de Vichy, dans le traitement des affections consécutives à ces maladies. — Paris, 1862.

pas moins un pouvoir fluidifiant et dissolvant.
Or celui-ci, s'il devient exagéré par l'effet de
l'administration excessivement prolongée des
eaux minérales, ou par celui de l'emploi intem-
pestif de sources peu toniques, ou surtout par
l'effet de l'administration prolongée des simples
solutions de bi-carbonate de soude, peut conduire
à cette dépression générale de l'économie que
l'on a appelée la *cachexie alcaline*.

Certes, cette cachexie, que nous n'avons, pour
notre compte, rencontré que hors Vichy et dans
les seuls cas de l'usage exclusif des solutions
bi-carbonatées sodiques, dites improprement sels
de Vichy, est fort rare, et ne se produit plus à
Vichy depuis l'introduction ou la découverte,
dans cette station, de certaines eaux. Mais il paraît qu'elle avait existé aux époques, encore peu
reculées, où écrivaient Magendie et Trousseau.
Or, les plaintes de ces médecins célèbres, quoique regardées aujourd'hui comme exagérées,
doivent avoir, au moins, pour résultat la prise en
considération des éléments ferrugineux et arsénicaux compris dans les eaux, et, selon de sérieuses indications, l'emploi fréquent des sources
les plus ferrugineuses et les plus arsénicales
nouvellement connues.

Ces sources sont, à Vichy même, celle de Mesdames, le Puits-Lardy et la nouvelle source des Célestins (de M. Bouquet); et, près de Vichy, les sources de Saint-Yorre, d'Hauterive, et de Sainte-Marie (à Cusset). Ces sources jouissent, en effet, d'une action tonique bien remarquable, puisqu'elles combattent avec une efficacité souvent surprenante les cachexies paludéennes, la dyssenterie chronique d'Afrique, l'anémie, la chlorose, la dysménorrhée, l'aménorrhée, etc. etc., que dirons-nous de plus? puisqu'elles combattent avec succès la cachexie alcaline elle-même. Citons un fait de ce singulier résultat :

M. X..., homme fort, bilieux, un peu obèse, 65 ans, est fortement diabétique depuis plusieurs années, et vient tous les ans à Vichy pour subir un traitement, qui est chaque fois suivi d'une grande diminution de la glycosurie et d'un grand soulagement. Nous le voyons arriver à Vichy en 1866, avec 55 grammes de sucre dans les urines par litre, et avec tous les caractères d'une cachexie anémique avancée, pâleur, bouffissure, abattement profond, dépérissement, etc., caractères qu'il n'avait pas présentés les années précédentes. En l'interrogeant, non pas à titre de médecin, mais à titre d'ami, nous apprenons qu'il avait, depuis huit ou neuf mois, usé et abusé de l'emploi du bi-carbonate de soude pur, qu'il prenait tous les jours à la dose de huit à dix grammes dissous dans de l'eau commune. Il fut soumis, à Vichy, sous la direction du docteur Alquié, à un régime très-substantiel et à l'usage des eaux de Vichy les plus ferrugineuses et les plus arsénicales, et, après vingt-cinq jours de traitement, son ancien teint, ses forces et sa gaîté étaient revenus, en même temps que la quantité de sucre renfermé dans ses urines avait fortement diminué.

Nous ne pouvons douter, dans cette observation, que les composants toniques des eaux de Vichy, quoique associés au bi-carbonate de soude, n'aient dominé les effets débilitants de ce sel, déjà déterminés par son usage exclusif antérieur. Ce fait démontre combien sont puissants, dans les eaux de Vichy, les éléments que l'on y appelle accessoires, et sur le compte desquels n'ont pas, selon nous, assez insisté les écrivains de cette station thermale.

Le *bi-carbonate de protoxyde de fer* est très-heureusement placé dans les eaux de Vichy pour combattre et pallier les débilités qui peuvent résulter de leur pouvoir altérant, et pour leur imprimer des vertus toniques et reconstituantes qu'il met en action sur les globules du sang. Il se gradue, avons-nous déjà vu, selon les diverses sources, comme pour subvenir, à Vichy, aux divers besoins de la tonicité, et il est toujours accompagné de quelques traces de *bi-carbonate de manganèse*, autre tonique étudié comme tel par M. Pétrequin.

Parmi les eaux bi-carbonatées sodiques fortes de France, celles du bassin de Vichy sont celles qui contiennent le plus et le moins de bi-carbonate de fer. En effet, celles de la *Grande-Grille*, de l'*Hôpital*, du *Puits-Lucas*, des *Célestins* (ancienne source) et du *Puits-Chomel* n'en contiennent que $0^{gr}004$, s'appropriant ainsi au traitement des affections qui n'ont pas un grand besoin de la médication ferrugineuse ou auxquelles cette médication ne convient pas; tandis que nous voyons les eaux de *Saint-Yorre*, d'*Hauterive*, de *Mesdames*, de *Lardy*, de la nouvelle source des *Célestins* (Bouquet) et de *Sainte-Marie* (Cusset) en renfermer de $0^{gr}010$ à $0^{gr}053$, et devenir, au moins en grande partie, par ce produit, de pré-

cieux moyens de traitement contre les affections
constituées ou accompagnées par l'anémie et la
débilité.

Puissent ces distinctions avoir enfin raison des
obstinées accusations portées contre les eaux de
Vichy! « Cependant, disions-nous, il y a deux
ans (1), ce qui étonne le plus l'observateur à
Vichy, c'est de voir avec quelle rapidité le teint
s'y colore, les traits s'y épanouissent, les forces
s'y raniment et le bien-être y revient.» Parlons, par exemple, de la cachexie diabétique :
N'est-ce pas dans les eaux de Vichy que les
diabétiques viennent se retremper et reprendre
en quelques jours une vigueur qu'ils mettront
un an à perdre de nouveau, pour la reprendre
encore à Vichy? Parlons de la cachexie paludéenne : n'avons-nous pas observé à l'hôpital
thermal militaire de cette station, sur 157 cas de
ces affections, plus ou moins associées à des
engorgements des viscères abdominaux, 37 guérisons, 41 grandes améliorations, 37 améliorations et 17 faibles améliorations, pour 29 résultats nuls (2)? Ne voyons-nous pas, à Vichy, de

(1) RÉFORME MÉDICALE, du 6 octobre 1857.
(2) Statistique des résultats consécutifs observés à l'hôpital thermal
militaire de Vichy, pendant les années 1863, 1864 et 1865. Mémoire lu
devant l'Académie de médecine le 25 avril 1867.

très-nombreux cas d'anémie ou de chloro-anémie que vingt ou trente jours de traitement par les eaux de la source *Mesdames* ou du *Puits-Lardy* reconstituent comme par enchantement. « On parle de cachexie alcaline, c'est un mythe, dit M. Amable Dubois, aujourd'hui médecin-inspecteur à Vichy (1). »

Voici comment s'exprime, sur ce sujet, M. Tourrette, auteur d'un excellent *Guide des malades aux Eaux de Vals*, eaux *froides* qui, sous le rapport de la présence des bi-carbonates alcalins et du fer, présentent des analogies avec celles de Vichy :

« Cullen, Magendie, Trousseau ont évidemment exagéré les dangers que l'abus des alcalins peut produire sur l'économie animale ; à les entendre, cet abus serait pire que celui qu'entraîne l'usage prolongé de l'iode ; on aurait à redouter et souvent à combattre la dissolution du sang, dissolution ayant pour conséquence la cachexie, avec pâleur, bouffissure, infiltration œdémateuse, hémorrhagies passives, asthénie, dépérissement, etc., etc.

« Ces auteurs ont sans doute raison quand les

(1) MANUEL DU MALADE A VICHY.

alcalins sont employés seuls; mais ils ont tort quand les alcalins sont unis aux autres principes qui constituent ou accompagnent les eaux minérales bi-carbonatées sodiques. »

M. Tourrette parlait en de tels termes en faveur des eaux de Vals, dont le *maximum* bi-carbonaté ferreux est de 0^{gr}029; à plus forte raison ses paroles pourraient-elles s'appliquer aux eaux de Vichy, dont nous avons vu le *maximum* bi-carbonaté ferreux s'élever à 0,044 et 0,053, et, de plus, s'accompagner d'un *maximum* d'arséniate de soude de 0,003, ce qui n'a pas lieu au même degré dans les autres eaux bi-carbonatées sodiques fortes, chez lesquelles l'arséniate de soude ne s'offre qu'à l'état de *traces* ou d'*indices*.

L'arséniate de soude possède une action tonique toute particulière, mais susceptible de venir puissamment en aide à l'action du fer.

Reproduisons, à propos des propriétés de l'arsenic, un passage remarquable de M. Isnard (de Marseille) :

« L'arsenic, par ses propriétés toniques et régulatrices sur l'innervation générale, calme d'abord les névropathies et relève bientôt après les fonc-

3.

tions digestives et assimilatrices elles-mêmes. Il
met en jeu toutes les aptitudes à la fois, et com-
munique à l'économie entière une stimulation
douce, profonde, continue. Évidemment la san-
guification participe aussi à ce bien-être univer-
sel, et le liquide qu'elle est chargée d'élaborer
devient plus riche en globules, plus plastique
qu'il n'était auparavant. »

« Cette influence favorable sur la nutrition,
dit à son tour M. Delioux de Savignac, se mon-
tre surtout lorsque les médicaments arsénicaux
sont donnés à doses très-minimes, très-fraction-
nées et longtemps soutenues. » Tels ils se donnent
aux fontaines de Vichy.

« L'action stimulante de l'arsenic sur la nutrition, dit plus loin le même auteur, s'est souvent révélée avec une efficacité remarquable dans
le cours des traitements basés sur l'emploi de
l'arséniate de soude. Ainsi, c'est ce sel arsénical
que l'on voit parfois triompher de dyspepsies
contre lesquelles vingt autres médicaments avaient
échoué, en même temps qu'il rend l'appétit et
fait renaître l'embonpoint. C'est lui qui encore
peut produire les modifications les plus heureuses
dans divers états cachectiques, tels que ceux liés

à l'intoxication paludéenne, à la tuberculisation, à la syphilis constitutionnelle, à la scrofule enfin ; et c'est contre celle-ci qu'il a été particulièrement recommandé dans ces derniers temps (1). »

Ne serait-ce pas à l'action du fer et à celle de l'arsenic renfermé dans les eaux de Vichy qu'il faudrait rapporter, par exemple, les guérisons de cas de scrofules qui ont été observées et relatées à Vichy par Ch. Petit? Mais n'est-ce pas surtout à ces agents qu'il faut rapporter le retour si rapide du teint, du volume musculaire et des forces, chez les anémiques et les cachectiques par impaludation ?

De toutes les eaux bi-carbonatées sodiques fortes connues, ce sont celles de Vichy, nous le répétons, qui sont le plus arsénicales. Elles contiennent toutes de $0^{gr}002$ à $0^{gr}003$ d'arséniate de soude par litre, ce qui constitue la moitié de la dose à laquelle on commence l'administration de ce sel, dans la médecine ordinaire. Qu'on le suppose administré de cette manière pendant vingt et trente jours, quel bénéfice n'en doit on pas retirer? Mais que l'on suppose son administration

(1) Dictionnaire encyclopédique des sciences médicales. Art. Arsenic.

exagérée et prolongée bien au-delà de ce terme, quelles craintes ne devra-t-elle pas donner? tant il est vrai que des règles médicales sont indispensables au traitement de Vichy, tant il est vrai que la latitude laissée à tout individu de boire les eaux de Vichy sans ordonnance médicale est une latitude remplie de dangers.

Le chlorure de sodium (le sel marin), ce sel que contiennent aussi bien le *sérum* du sang que l'eau de Vichy, est un agent, à la fois, d'excitation et de reconstitution. Il est donc pour le moins, à ce dernier titre, un agent tonique.

Il résulte des expériences de M. Poggiale, que son usage produit une augmentation dans la proportion des globules sanguins (1).

« Il est reconnu aujourd'hui, dit M. Guérard, que les hommes et les animaux employés à l'exploitation des mines de sel gemme, loin de souffrir la moindre altération dans leur santé, n'éprouvent que de bons effets d'un air chargé de poussière saline; leur appétit s'en trouve accru, et leur digestion rendue plus prompte et plus facile (2). »

(1) ANNUAIRE DE CHIMIE, 1848.
(2) DICTIONNAIRE DE MÉDECINE, en 30 vol., t. VIII, p. 294.

« Ce sel favorise les digestions, aiguise l'appétit et augmente la nutrition sans augmenter la masse du corps, disent MM. Pétrequin et Socquet (1); absorbé, il devient éminemment diurétique et se trouve éliminé presque en totalité par les reins; enfin, par son action dissolvante sur la fibrine et l'albumine, il rend le sang moins coagulable, active toutes les sécrétions, tend à détruire les dépôts albumineux qui s'opèrent au sein de nos organes, et peut, avec le temps, amener l'amaigrissement et un état scorbutique. »

On le voit, le chlorure de sodium aurait une action altérante analogue à celle du bi-carbonate de soude. Pris, toutefois, à doses modérées, il aurait des qualités excitantes et toniques peut-être supérieures à celles de cet agent.

Citons, en passant, la présence dans les eaux de Vichy du *sulfate* et du *phosphate de soude*, dont les quantités, notables également dans le sang, en font des agents de reconstitution, quel que soit, du reste, leur rôle dans l'économie.

Enfin, le *gaz acide carbonique*, dont nous avons signalé de notables quantités dans les eaux de

(1) Traité général pratique des eaux minérales, p. 283.

Vichy, est un léger excitant des fonctions digestives. Il favorise singulièrement les tolérances de
l'estomac pour l'eau de Vichy, et les mouvements
d'absorption que subissent dans le tube digestif
et ce liquide et ses éléments. Nous dirons toutefois que ce gaz est un excitant aussi pour le système nerveux, qu'il produit souvent une sorte
d'ébriété quelquefois trop accentuée chez les
personnes impressionnables, et qu'il y a, dans
ce cas, urgence de le faire en partie dissiper
par l'agitation des verres, avant l'ingestion de
l'eau.

Nous venons de le voir, l'étude particulière
des principaux composants des eaux de Vichy
rend assez complètement compte de chaque effet
obtenu par elles, et de l'effet stimulant primitif,
et de l'effet altérant progressif, et enfin des effets
reconstituants et toniques consécutifs, tels que
nous les avait déjà dévoilés, d'une manière générale, l'observation clinique.

Elle explique et les qualités et les défauts de
ces eaux, et elle fait concevoir comment leurs
qualités peuvent réparer et même dominer les
effets de leurs défauts, quand leur administration a été rationnelle et opportune.

Nous dirons enfin quelques mots sur leur *ther-malité* :

3. MODE D'ACTION DE L'ÉTAT THERMAL

Les sources de Vichy sont, avons-nous fait voir, les unes thermales et les autres athermales. A cet égard, leur graduation est parfaite.

Les premières, les seules qui, parmi les eaux bi-carbonatées sodiques fortes, existent en France, sont mises en usage dans les maladies du tube digestif et de ses annexes, et dans celles de l'appareil utérin. Elles peuvent l'être avec avantage dans toutes les autres maladies traitées à Vichy.

« Etant chaudes, avons-nous dit ailleurs (1), elles sont de plus facile digestion, et, selon l'expression des malades, elles ne pèsent pas *comme une pierre* sur l'estomac ; elles font probablement exalter l'action des agents médicateurs qu'elles renferment ; elles sont mieux absorbées ; elles favorisent mieux les mouvements expansifs de j'économie et, en particulier, la transpiration cutanée, et enfin elles n'exposent pas les malades

(1) UNION MÉDICALE DE LA GIRONDE ; janvier 1870.

à des répercussions morbides du côté des voies
respiratoires, des voies urinaires et de l'appareil
locomoteur, avantage inappréciable chez des eaux
aussi excitantes que celles de Vichy.

Étant chaudes, elles ne sont pas susceptibles
d'aggraver, par leur seule impression, les dyspepsies, et de réveiller les crises de gastralgie et les
coliques intestinales, comme le font souvent les
eaux froides. Étant chaudes, enfin, elles sont des
eaux de premier ordre, tandis qu'elles ne seraient
que des eaux de second ordre dans le cas contraire (Opinion de M. Teissier, de Lyon ; conversation avec l'auteur).

Les secondes, les sources froides, sont ordinairement mises en usage dans les maladies des
voies urinaires et dans la goutte ; si elles n'y favorisent pas la transpiration cutanée, elles y
favorisent du moins le flux urinaire. Mais, même
dans ces affections, surtout dans la goutte rhumatismale, elles peuvent être sans inconvénient
et très-souvent avec avantage remplacées par les
sources thermales. En général, elles ne convien
nent pas aux femmes et aux constitutions délicates ou débilitées. Nous les avons vu quelquefois
employées par les diabétiques; mais nous ne

pensons pas que des eaux froides conviennent aussi bien que des eaux chaudes à des malades de ce genre, chez lesquels la transpiration est souvent en défaut. C'est surtout dans les maladies des voies respiratoires ou dans les imminences de ces maladies que leur emploi est à redouter. Les eaux de Vichy chaudes doivent être prises avec la plus grande modération, si ces affections, même légères, viennent compliquer les maladies qu'on traite à Vichy; à plus forte raison, faut-il, dans de pareils cas, proscrire l'emploi des eaux froides.

Pour nous résumer sur la question de la thermalité, nous dirons donc que l'état thermal nous paraît singulièrement favoriser les divers modes d'action des eaux de Vichy, non-seulement en faisant exalter les vertus des agents qui les composent, non-seulement en facilitant leur digestion et leur absorption, mais encore en diminuant pour le malade les chances d'accidents. » (1)

(1) Ce chapitre a a été inséré en entier dans le journal l'UNION MÉDICALE DE LA GIRONDE ; janvier 1870.

CHAPITRE IV

Des indications des Eaux de Vichy.

Après avoir fait connaissance avec les objectifs habituels et avec les agents du traitement thermal, nous avons à nous occuper de la justification des raisons qui peuvent, selon les cas, déterminer le médecin à faire ou à ne pas faire l'application de ce traitement, à le modérer souvent. C'est donc l'importante étude des indications, des contre-indications et des motifs de réserve du traitement thermal qu'il s'agit de faire. Nous commencerons par celle des premières, en suivant la marche suivante :

Asseoir le système des indications sur la méthode *numérique*, en puisant nos principaux documents dans notre pratique à l'hôpital thermal militaire de Vichy; l'affirmer par des *specimen* pris dans l'observation clinique; enfin recommander, d'une manière succincte, les conditions hygiéniques les plus appropriées aux indications.

§ 1. — LES INDICATIONS D'APRÈS LA STATISTIQUE

La statistique annuelle des hôpitaux thermaux militaires a le double avantage de signaler, maladie par maladie, les résultats *primitifs* et les résultats *consécutifs* du traitement par les eaux minérales. Les documents relatifs à ces résultats sont recueillis et enregistrés comme il suit : L'observation sommaire de chaque malade traité est inscrite sur un registre ; au départ de ce malade, le médecin traitant fait suivre cette observation de la relation du résultat primitif obtenu ; au mois de mars suivant, le médecin-major du corps auquel appartient le malade le visite, et envoie au médecin en chef de l'hôpital thermal, par l'intermédiaire du ministère de la guerre, un certificat individuel constatant l'état actuel de ce militaire, c'est-à-dire le résultat *consécutif* obtenu ; le contenu de ce certificat vient compléter l'observation ; enfin, toutes les observations forment les éléments d'une statistique établie par maladies et par résultats définitifs les concernant.

La statistique que nous allons présenter est un résumé des statistiques annuellement dressées par nous, de cette manière, à l'hôpital thermal militaire de Vichy, depuis le commencement de la saison thermale de l'année 1863, époque à laquelle nous avons pris la direction médicale de cet établissement, jusqu'à la fin de la saison thermale de 1867. Telle qu'elle est, elle nous paraît pouvoir donner les renseignements les plus précieux sur la valeur thérapeutique des eaux de Vichy dans les diverses affections habituellement traitées à l'hôpital militaire de cette station. En la développant, nous aurons le soin de l'appuyer de quelques commentaires relatifs aux moyens employés.

L'hôpital en question a admis, pendant les années 1863, 1864, 1865, 1866 et 1867, 3,473 malades appartenant aux armées de terre et de mer. Nous n'avons reçu de renseignements ultérieurs que sur 2,552 d'entr'eux, et, sur ce nombre, 24, trop exténués par leurs maladies, ont été présents à l'hôpital sans avoir pu y subir de traitement. C'est donc sur le chiffre de 2,528 que s'établit notre statistique.

Les maladies traitées sont, dans leur généralité, divisées en affections du *tube digestif* en affections des *annexes de ce tube*, en affections de l'*appareil urinaire* et en affections de l'*appareil locomoteur*. Mais quelques affections diverses non usuellement traitées à Vichy s'y sont aussi présentées, ont pu y être traitées et auront aussi leurs annotations.

Les résultats observés forment, dans notre statistique, une échelle graduée de la manière suivante : guérisons, grandes améliorations, améliorations, faibles améliorations, résultats négatifs ou même état qu'à l'arrivée à Vichy, aggravations, décès.

Faisons observer, quant aux décès, que nous n'avons pas à comprendre dans notre statistique ceux qui ont eu lieu, pendant ou après la saison de Vichy, chez des hommes qui s'y sont présentés trop exténués ou porteurs de trop de contre-indications pour y subir un traitement, et qu'il ne s'agit donc que de ceux qui ont concerné des hommes effectivement soumis à l'usage des eaux.

1. STATISTIQUE DES AFFECTIONS DU TUBE DIGESTIF

Dyspepsies gastriques et *intestinales*. — En
présence des dissidences qui règnent dans les
écoles sur la nature de ces affections, qui constituent une portion importante du cadre nosolo-
gique de Vichy, nous croyons, avant d'aborder leur
statistique, devoir donner notre opinion sur leur
définition et leur classement.

*Toute difficulté de digestion provenant de
tout état anormal du tube digestif, est, ce nous
semble, une dyspepsie.*

Or, les états anormaux de l'estomac et des
intestins peuvent être très-variés, et différemment
afférents à l'état des nerfs, des membranes, des
sucs, des gaz et des matières contenues. Ils peuvent consister dans la névrose, l'hypérémie, la
phlogose, l'atonie, l'anémie, l'hypercrinie, l'hy-
pocrinie, la perversion des sécrétions liquides ou
gazeuses, l'induration, l'hypertrophie, la dégénérescence organique, l'atrophie, le ramollissement, la désorganisation, l'ulcération, l'influence
d'un bol alimentaire de mauvaise qualité, etc.

Enfin, ces états peuvent retentir sympathique-
ment sur divers autres organes, et imprimer à la
dyspepsie des formes d'apparence étrangère. Les
dyspepsies seront donc, et par leurs essences et
par leurs relations sympathiques, susceptibles
d'un grand nombre d'espèces et de variétés. Elles
ne seront plus bornées, d'après telle ou telle
école, à la phlogose ou à la névrose.

Mais, comme il n'est pas toujours possible
d'apprécier la nature des nombreuses modifications
en question, il y a lieu, dans la pratique, comme
l'ont fait divers auteurs, de classer les dyspepsies
d'après leurs symptômes les plus saillants, c'est-
à-dire d'après leurs formes. Il faut dès lors dis-
tinguer, *à priori*, dans les dyspepsies, des formes
gastralgique, spasmodique, phlegmasique, acescente, flatulente, vomitante, pituiteuse, bilieuse,
mélanique, entéralgique, constipante, diarrhéique,
dyssentérique, atonique, céphalalgique, vertigineuse, dyspnéïque, cardialgique, syncopale, etc.
ce qui ne peut empêcher de leur accorder une
seconde qualification conforme à leur nature,
quand celle-ci sera connue.

Eh bien! notre définition si générale, son
commentaire et ce classement si naturel nous

semblent facilement asseoir la question des dyspepsies, et nous donnent à prévoir que plusieurs
d'entr'elles trouveront du soulagement ou la guérison dans les sources de Vichy.

Nos dyspepsies *gastriques* et *intestinales*, souvent compliquées de *gastralgies* et *d'entéralgies*
par crises, se sont présentées au nombre de 729,
avec les résultats suivants : guérisons, 152 ; grandes améliorations, 198 ; améliorations, 215 ; faibles améliorations, 78 ; résultats négatifs, 72 ;
aggravations, 7 ; décès, 7, dont 1 à Vichy et 6
dans les six ou huit mois qui ont suivi la saison
thermale.

Présentons d'abord nos résultats selon chaque
forme observée de la dyspepsie *gastrique*.

Les formes qui ont prédominé, au milieu souvent de formes mixtes, ont été les formes *aces-*
cente, flatulente, vomitante et *pituiteuse, cépha-*
lalgique et *vertigineuse, dyspnéique, atonique,*
syncopale et enfin *gastralgique et spasmodique.*

Forme acescente, 162 cas : guérisons, 39 ;
grandes améliorations, 48 ; améliorations, 46 ;
faibles améliorations, 13 ; résultats nuls, 16.

Les eaux chaudes de Vichy, notamment celle

de l'*Hôpital*, en ont été, dans cette forme, comme
dans la plupart des autres, les moyens médicateurs usuels.

Cette forme constitue le plus souvent une forme
légère. Les aigreurs, le pyrosis et un sentiment
de pesanteur épigastrique en sont les caractères
ordinaires, et elle est assez promptement soulagée par l'usage des eaux, dont l'action neutra-
lisante pour le suc gastrique et alcalisante pour
le sang est des plus évidentes. Mais elle est assez
souvent compliquée de crises de gastralgie, qui,
dans ce cas, se dissipent encore assez rapidement
par l'usage des alcalins.

Cependant, la forme acescente est quelquefois très-grave et même incurable (dyspepsie
acide grave de Chomel), constituant le plus souvent alors une gastrite avancée.

Aussi, n'allons pas croire que toute dyspepsie
d'apparence acescente, accompagnée de pyrosis, de rapports, de régurgitations acides ou
âcres, etc., sera guérie ou soulagée par l'usage
des alcalins. Dans quelques cas, nous avons vu,
au contraire, ces dyspepsies ne recevoir aucune
heureuse influence du traitement de Vichy. Était-ce

4

parce que l'excitement directement produit par
les eaux provoquait une supersécrétion du suc
gastrique? Était-ce parce que la maladie tenait
à une lésion grave de l'estomac (ramollissement,
ulcération, cancer, etc.), que pouvait aggraver le
contact de l'eau alcaline? Nous admettons la
possibilité de ces cas.

Forme flatulente. — Nombre des cas, 116 :
guérisons, 20; grandes améliorations, 34; améliorations moyennes, 32; faibles améliorations, 14;
résultats nuls, 14, aggravations, 2.

Cette forme, généralement plus tenace que la
précédente, finit cependant par céder ou s'améliorer sous l'influence du traitement thermal,
ordinairement aidé de l'usage des absorbants,
tels que le charbon de Belloc, la craie ou la
magnésie, et, dans les cas fréquents d'atonie
gastrique, de l'usage des amers et des carminatifs. Mais, comme le fait remarquer M. Guipon,
cette forme récidive avec la plus grande facilité.
Force est donc d'insister pendant longtemps sur
un régime doux approprié, et sur l'usage des
absorbants et des carminatifs, et de revenir souvent au traitement hydro-minéral de Vichy dans

la même année, et, s'il le faut, par l'usage des eaux transportées (1).

Nous avons vu quelquefois cette forme simuler la dyspepsie dyspnéïque. Mais, à cet égard, le météorisme gastrique et l'absence des signes sthétoscopiques et des précédents asthmatiques indiquent assez bien la cause de l'oppression thoracique et la conduite à tenir. Dans cette forme, en effet, qui n'est que le résultat de la pression mécanique opérée, de bas en haut, sur l'appareil respiratoire par les gaz qui distendent l'estomac, le traitement ordinaire de la dyspepsie par les eaux de l'*Hôpital* aura un facile succès; tandis que, dans la seconde, qui paraît un effet de l'influence ascendante de l'affection de l'estomac sur l'appareil respiratoire, par la voie du pneumo-gastrique, il y aura de grands tâtonnements à exercer dans l'administration des eaux de Vichy, afin de ne pas surexciter les phénomènes asthmatiques, et un choix particulier à

(1) Les eaux de Vichy transportées, surtout puisées dans les sources froides, rendent des services à la médecine. L'industrialisme a sans doute exagéré leur valeur en préconisant follement le VICHY CHEZ SOI, car il est certain qu'une eau minérale tire de l'état naissant de ses composants sa plus grande puissance thérapeutique, et tend à s'altérer par le transport; mais les eaux transportées peuvent encore soulager quelques souffrances, préparer un traitement à faire aux sources, et, prises par intervalles après celui-ci, le compléter.

faire, à leur égard, celui des eaux du puits *Chomel*.

Formes vomitante et pituiteuse, 81 cas : guérisons, 16; grandes améliorations, 22; améliorations, 20; faibles améliorations, 9; résultats nuls, 10; aggravation, 1; décès, 3, dont 1 à Vichy et 2 plusieurs mois après le départ de cette station.

Ces formes sont tantôt le résultat d'une abondante sécrétion de mucosités gastriques (pituite) survenant avant ou après les repas et très-souvent accompagnée d'atonie générale, et tantôt le résultat d'un état d'irritation inflammatoire ou névropathique des parois de l'estomac surexcité par la présence des aliments et quelquefois d'un suc gastrique trop âcre ou d'une bile trop abondante. La forme vomitante est donc atonique ou tonique, comme elle peut encore selon les cas être dite acescente, bilieuse, gastralgique, inflammatoire, etc., et présenter même plusieurs de ces caractères à la fois (forme mixte).

Les vomissements cèdent quelquefois, comme par enchantement, aux premiers demi-verres d'eau de Vichy (de l'*Hôpital*); mais d'autres fois,

et particulièrement dans les variétés irritatives,
il est impossible à certains malades de pouvoir
en supporter quelques gouttes. Il ne faut débuter, en général, à leur égard, que par de très-
faibles quantités de boisson, dont on sera souvent forcé de favoriser l'emploi par celui du
sous-nitrate de bismuth, de l'opium, des antispasmodiques légers, d'un régime sévère, surtout
lacté, et par l'usage des bains prolongés.

Si, sous l'action des eaux de Vichy, même
prises par simples cuillerées, les vomissements
s'aggravent, et si surtout ils prennent le carac-
tère mélanique, il sera urgent, on le sent bien,
de renoncer complètement à leur emploi.

Forme atonique. — Nous n'avons observé, à
l'hôpital militaire, que 1 seul cas de dyspepsie atonique pure ; mais nous en avons observé quelques
cas, dans notre clientèle privée, se caractérisant
par l'inappétence, une lenteur extraordinaire des
digestions, la constipation et l'état atonique général. Après quelques jours de l'emploi de quelques
verres de la source de l'*Hôpital,* unis aux toniques amers, nous avons dirigé nos malades sur
les sources les plus ferrugineuses et les plus

4.

arsénicales de Vichy, et cette méthode a toujours
eu pour résultat de grandes améliorations.

Forme dyspnéïque, 24 cas : parmi eux, 12 grandes améliorations, 6 améliorations, 4 faibles améliorations, et 2 résultats nuls.

Nous avons déjà dit qu'il fallait, en pareils cas,
s'adresser aux eaux du puits *Chomel*, que nous
conseillons de prendre à très-faibles doses et
de couper souvent avec un peu de sirop de Tolu.
Nous n'y admettons pas l'usage des bains.

Mais, comme il s'agit ici, pour le moins, de
dispositions asthmatiques, mises en éveil par la
dyspepsie, il sera toujours bon de faire suivre le
traitement anti-dyspeptique de Vichy par le traitement anti-asthmatique du Mont-Dore ou des
Pyrénées. C'est ce que nous avons fait, avec de
bons résultats, à l'égard de quelques malades de
notre clientèle privée.

Mais souvent des malades atteints de la forme
dyspnéïque, ne consultant pas de médecin à leur
arrivée à Vichy, ou négligeant les avis de celui
qu'ils ont pu y consulter, se jettent avec avidité
sur les sources. Il en résulte, bien entendu, des
phénomènes asthmatiques parfois effrayants. Que

de fois n'avons-nous pas été obligé de faire usage, dans ces occasions, des déplétions sanguines, du valérianate d'atropine, de l'aconit, de la teinture de Lobœlia inflata, de l'ammoniaque et des révulsifs de tout genre. L'attention du médecin ne doit pas cesser d'être en éveil devant cette forme.

Formes céphalalgique et vertigineuse, 44 cas : guérison, 8; grandes améliorations, 10; améliorations, 11; faibles améliorations, 9; résultats négatifs, 6.

C'est grâce à de faibles quantités de liquide, même coupées avec de l'eau commune, à l'usage concomittant et indispensable des sels laxatifs, aux bains minéraux un peu frais, aux douches minérales chaudes dirigées sur les membres inférieurs et à un régime duquel ont été exclus les excitants et surtout les alcooliques que nous devons ces résultats. Ajoutons que les dyspepsies vertigineuses atteignent aussi bien les tempéraments pléthoriques que les tempéraments nerveux, surtout quand ceux-ci sont anémiques. A ce double égard donc, il y a lieu de traiter les premiers par les eaux les moins ferrugineuses et les moins arsénicales, et les seconds par les eaux les plus chargées de fer et d'arsenic.

Cette forme est encore une de celles qui réclament le plus de surveillance de la part du médecin.

Forme syncopale : Nous n'en avons observé que seul cas, qui, déjà à la fin du traitement, ne présentait que des tendances aux défaillances, et qui, huit mois après, n'était plus, d'après le rapport du médecin du corps, qu'une dyspepsie simple et fortement améliorée.

Formes gastralgique et spasmodique, 188 cas : guérisons, 44; grandes améliorations, 52 ; améliorations, 53; faibles améliorations, 17; résultats nuls, 17; aggravations, 2; décès, 3 (quelques mois après la saison thermale).

Nous comprenons dans cette forme, non-seulement les dyspepsies douloureuses, à forme nerveuse, souvent spasmodique (crampes d'estomac), mais encore un grand nombre de gastrites chroniques dont quelques médecins contestent, aujourd'hui, après Chomel et Beau, l'existence, et auxquelles ils seraient fort embarrassés de ne pas rapporter ces états permanents

douloureux de l'estomac, dans lesquels l'autopsie
révèle les suffusions sanguines violacées, les ramollissements, les ulcérations et quelquefois des
épaississements de la muqueuse gastrique. Nous
ne contestons certes pas, pour notre compte,
que Broussais n'ait attribué, dans l'étude des
maladies de l'estomac, une trop grande prédo-
minance à la gastrite chronique ; mais nous avons
toujours été étonné de ce passage de Beau : « Nous
ne devrions guère parler de l'inflammation de
l'estomac ou gastrite, parce que cette lésion est,
sinon problématique, du moins assez rare. » Nier
presque l'inflammation d'un organe tel que l'estomac, c'est nier presque sa stimulation ; or, si
la stimulation de l'estomac existe, et existe à
l'état fréquent, ce qui est incontestable, ne sera-
t-elle pas, à un certain degré d'intensité, l'irritation, et celle-ci ne sera-t-elle pas, à un autre
degré, l'inflammation ? Beau admet le développe-
ment de la gastrite par l'ingestion de l'eau de
javelle et de l'acide sulfurique ; pourquoi ne l'ad-
mettrait-il donc pas par l'ingestion des alcooliques, de la salive imprégnée de suc de tabac,
des épices, d'une alimentation grossière ou trop
abondante, des salaisons, des excitants de tout

genre et des *raptus* sanguins répétés provenant des accès de fièvre intermittente ou d'autres états fébriles ? Il est difficile, répétons-le, de savoir être éclectique. Cependant, M. Nonat et M. Guipon ont heureusement commencé à réagir contre l'école de Chomel, et ont très-judicieusement fait ressortir la forme souvent irritative de la dyspepsie.

Aux formes gastralgique et spasmodique, nous avons opposé, d'une manière générale, les eaux de l'*Hôpital*, souvent suivies, chez les anémiques, de celles de *Lardy*, les moins froides parmi les ferrugineuses. Mais que de fois n'a-t-il pas fallu leur associer les antiphlogistiques, les opiacés, la poudre de Graves, l'aconit, la stramoine, l'eau de laurier cerise et l'hydrothérapie. Du reste, ces formes sont presque toujours associées à d'autres formes, telles que l'accescente, la flatulente ou la vomitante. Elles accompagnent très-fréquemment les affections intestinales et hépatiques, et elles peuvent enfin provoquer graduellement l'anémie et une profonde débilité.

Les médications adjuvantes seront donc, dans ces formes, aussi variées que les complications dont celles-ci sont susceptibles.

Dyspepsies intestinales. — Elles ont présenté les formes *sèches* : flatulente, entéralgique ou indolore, avec plus ou moins de constipation, et les formes humides diarrhéique ou dyssentérique.

Les premières, intéressant surtout l'intestin grêle, et se caractérisant ordinairement par la constipation, se sont offertes au nombre de 92 cas, avec les résultats suivants : 20 guérisons; 29 grandes améliorations; 26 améliorations; 12 faibles améliorations; 4 résultats nuls; 1 aggravation.

Les secondes, intéressant le gros intestin, ayant en général pour cause le séjour en Algérie ou dans les autres colonies, et affligeant des hommes qu'elles avaient pour la plupart exténués, ont présenté 20 cas, parmi lesquels nous notons : 5 guérisons; 6 grandes améliorations; 4 améliorations; 3 résultats nuls; 1 aggravation; 1 décès (après la sortie de l'Hôpital).

Il est bien entendu que chacune de ces formes a imprimé au traitement ses indications particulières.

Ainsi, les formes sèches ont toujours exigé, à côté de l'emploi des eaux de l'*Hôpital*, soit l'emploi quotidien ou presque quotidien des laxatifs

administrés à petites doses, de préférence celui
du sulfate de soude, déjà naturellement présent
dans les eaux, soit l'emploi des douches minérales ascendantes; tandis que les formes humides
nous ont constamment forcé d'associer aux eaux
de l'*Hôpital*, de la *Grande-Grille* ou du *Parc*,
toujours prises en tâtonnant, l'emploi des anti-
diarrhéiques usuels, tels que le sous-nitrate de
Bismuth, l'ipéca à doses réfractées, les opiacés
et les astringents végétaux. Mais ajoutons que
ces dernières formes ont généralement réclamé,
après l'entière disparition de leur symptôme caractéristique, la diarrhée, le traitement répara-
teur par les eaux alcalines ferrugineuses et arsénicales; tandis qu'il n'en a pas été tout à fait de
même des formes sèches, chez lesquelles les ferrugineux tendent à aggraver la constipation. En
ces cas, les toniques analeptiques toujours accompagnés de l'emploi des eaux de l'*Hôpital*, presque toujours aiguisées elles-mêmes de quelques
grammes d'un sel laxatif, ont eu nos préférences.

En résumé, presque toutes nos affections dyspeptiques ont été traitées par les eaux de la
source de l'*Hôpital*, à des doses progressives

proportionnées aux susceptibilités des malades.
Cependant, les eaux du puits *Lardy*, données
avant ou après les repas, ont souvent singulièrement facilité les digestions et heureusement
terminé le traitement. C'est surtout lorsque la
dyspepsie a entraîné l'anémie globulaire que les
eaux ferro-arsénicales en question ont eu d'incontestables avantages. L'usage des eaux du
puits *Chomel* a trouvé, d'autre part, une place
distinguée dans le traitement des dyspepsies
dyspnéïques et dans toutes les complications
bronchiques ou laryngées d'apparence légère.
Enfin, des adjuvants appropriés aux diverses
variétés de la dyspepsie et un régime sévère et le
plus tôt possible tonique ont pu très-souvent
favoriser l'action bienfaisante des eaux.

Gastralgies par crises. — Les cas de ces affections, assez souvent accompagnées de dyspepsie
habituelle, se sont présentés au nombre de 154,
parmi lesquels nous avons noté 40 guérisons,
37 grandes améliorations, 35 améliorations,
26 faibles améliorations, 15 cas sans changement
notable et 1 aggravation.

Ils ont tous été traités par l'eau minérale

donnée avant ou après les crises; et c'est surtout la source de l'*Hôpital* qui a obtenu les résultats que nous venons de signaler. Cependant, nous avons eu recours à l'adjonction des eaux de la source *Mesdames* ou du puits *Lardy* dans les cas accompagnés d'anémie.

De nombreux cas de ces affections se sont encore rencontrés dans notre clientèle civile, surtout chez les femmes et les jeunes filles atteintes de chlorose, d'aménorrhée ou de dysménorrhée; et c'est ordinairement l'emploi de ces trois sources qui a largement satisfait aux indications et produit des résultats analogues aux précédents.

Les crises ont été combattues par les opiacés, les antispasmodiques ou les anesthésiques, par les infusions aromatiques chaudes, par les préparations de menthe ou de mélisse, par les applications sur l'épigastre de linges chauds, de chloral glycériné, etc.; mais très-souvent elles ont disparu, comme par enchantement, par l'emploi d'un demi-verre d'eau de Vichy ou même d'une simple solution de bi-carbonate de soude. C'est qu'il se présente un grand nombre de cas dans lesquels la gastralgie n'a d'autre cause qu'une acescence momentanée.

Entéralgies par crises. — Elles se sont offertes au nombre de 37 cas, et elles ont atteint les résultats suivants : 11 guérisons, 10 grandes améliorations, 9 améliorations, 6 faibles améliorations et 1 aggravation.

C'est toujours en dehors des crises que le traitement thermal (source de *l'Hôpital*) s'est effectué; et les crises ont été directement traitées par les antispasmodiques, les narcotiques, les cataplasmes émollients, les lavements laudanisés et les bains simples.

2. STATISTIQUE DES AFFECTIONS DES ANNEXES DU TUBE DIGESTIF.

Engorgements des viscères abdominaux consécutifs aux fièvres intermittentes, en général de provenance africaine ou coloniale, 271 cas. Sur ce nombre, nous avons constaté 72 guérisons; 82 grandes améliorations; 59 améliorations; 18 faibles améliorations; 32 résultats nuls; 2 aggravations et 6 décès (hors de Vichy, plusieurs mois après la saison thermale).

Ces affections, en général constituées par des

engorgements concomittants du foie et de la rate,
ont été, à peu près toutes, traitées par les eaux
de la *Grande-Grille*. Mais, dans les cas très-fréquents accompagnés de cachexie paludéenne, il
a fallu adjoindre à l'usage des eaux de cette
source celui des eaux de *Lardy* ou de *Mesdames*. L'application des douches chaudes et
surtout des douches froides (d'après les méthodes hydrothérapiques) a paru singulièrement
favoriser l'action des boissons. Mais l'imminence
des accès de fièvre intermittente nous a souvent
forcé d'associer à ces moyens l'usage préventif
du sulfate de quinine, du quinquina et des autres
amers. Enfin, nous avons souvent favorisé la
résolution des engorgements indolents par l'addition à l'eau minérale de quelques grammes de
chlorure de sodium, ou, dans les cas accompagnés de constipation, par celle de quelques
grammes de sulfate de soude ou de magnésie.

Le traitement par les eaux de Vichy est incontestablement héroïque contre les affections en
question, tant que des dégénérescences organiques ne s'y sont pas développées. Il est rare
sans doute que le traitement d'une première
année suffise pour faire dissiper ces engorge-

ments, surtout s'ils sont d'une date un peu ancienne, mais il les fait toujours diminuer, et il
est assez rare que le traitement d'une seconde
ou d'une-troisième année n'en assure pas la
guérison.

Nous ferons particulièrement observer que la
date récente de la maladie et l'âge peu avancé
du sujet sont les conditions les plus favorables
au succès des eaux.

*Engorgements chroniques du foie et hépatites
chroniques.* — Il s'en est présenté 376 cas, parmi
lesquels nous signalons 71 guérisons, 144 grandes améliorations, 107 améliorations, 37 faibles
améliorations, 39 résultats négatifs, 4 aggravations, 4 décès (quelques mois après la saison
thermale).

Quoique ces résultats soient très-satisfaisants,
dans leur ensemble, ils ne le sont pas cependant
autant que ceux de la catégorie précédente. Cela
tient, nous le pensons, à ce que celle-ci a eu
pour cause à peu près unique, chez nos militaires, la fiè re intermittente, affection dans laquelle les dépôts congestifs, ordinairement passifs,
sont plus fluides, et, par conséquent, plus sus-

ceptibles de résolution que les dépôts albumino-fibrineux qui constituent ordinairement les engorgements isolés du foie provenant de l'hépatite. Aussi, disons-nous encore que ces engorgements, quand ils ne sont pas réellement les résultats de la fièvre intermittente, exigent en général un traitement plus prolongé pour arriver à une complète résolution. Ils réclament, du reste, la même conduite de traitement que les précédents.

Coliques hépatiques, 124 cas, parmi lesquels nous distinguons : 25 guérisons ; 39 grandes améliorations ; 33 améliorations ; 12 faibles améliorations ; 15 résultats négatifs.

Plus nous avançons dans la pratique des eaux de Vichy, plus nous avons de la tendance à considérer les coliques hépatiques comme ayant pour cause unique les calculs biliaires. Les eaux de Vichy ont la faculté de favoriser le passage de ceux-ci dans l'intestin ; leur emploi permet donc très-souvent de constater, après quelques douleurs provoquées, la présence de ces concrétions dans les selles. D'autres fois, c'est la nature et la mobilité de ces douleurs qui viennent assez franchement éclairer le diagnostic; c'est ce que les malades expriment eux-mêmes en disant que *les eaux les travaillent*.

Mais le diagnostic de ces affections est quelquefois très-obscur; et cela tient à ce que les douleurs n'ont pas toujours pour siége l'hypochondre droit, tantôt occupant l'hypochondre gauche, tantôt l'épigastre, tantôt la région lombaire et quelquefois encore se généralisant dans l'organisme. Nous avons maintes fois vu de ces cas, et l'inspection des selles est venue bien souvent confirmer à leur égard des soupçons antérieurs.

Nous avons du reste remarqué, d'après le rapport des malades, que, dans le cours du traitement thermal, les coliques deviennent moins douloureuses qu'elles n'étaient auparavant; ce qui a pu nous faire penser que les calculs sont expulsés, moins par un fait d'excitation, comme on l'a dit, que par un fait de modification imprimée aux qualités chimiques de la bile, devenant sans doute plus alcaline et par conséquent plus onctueuse, plus favorable au glissement des calculs.

C'est encore aux eaux de la *Grande-Grille* que

nous avons eu recours, contre cette affection, qui, pour nous, est une de celles dont le traitement trouve le plus de faveurs à Vichy.

Les crises actuelles ont été combattues par les antispasmodiques, les opiacés, les bains simples, et, selon leurs violences, par l'anesthésie locale ou même générale modérée. Mais nous avons, en dernier lieu, prescrit chez nos malades civils l'emploi du bi-méconate de morphine donné, d'un seul trait, à la dose de 15 ou 16 gouttes, les larges applications du collodion élastique morphiné, et enfin celles du chloral glycériné. Nous recommandons vivement ces moyens, et enfin les injections morphinées hypodermiques, depuis quelques années mises en usage (1).

Engorgements chroniques de la rate, 24 cas, chez lesquels se sont présentés 14 guérisons : 4 grandes améliorations ; 2 améliorations ; 2 faibles améliorations et 2 résultats nuls.

Nous avons souvent observé à Vichy, dans notre clientèle particulière surtout, des engorgements considérables de la rate non provoqués

(1) On consultera avec fruit, pour l'étude approfondie de ces affections, les excellentes monographies de M. Willemin et de M. Sénac, l'un et l'autre médecins consultants à Vichy.

par des fièvres intermittentes. Ce sont les plus
réfractaires à l'usage des eaux de Vichy; quelques-uns même n'en ont pas reçu, après plusieurs
saisons, la moindre amélioration. Ceci vient en
confirmation de ce que nous avons déjà dit plus
haut à l'occasion des engorgements du foie, à
savoir que les engorgements provoqués par les
raptus passifs, qui ont lieu dans le cours de la
fièvre intermittente, sont les plus faciles à dissiper.

L'usage des eaux de la *Grande-Grille*, aidé,
en cas d'anémie ou de cachexie paludéenne, de
celui des sources *Mesdames* et *Lardy*, est celui
que l'on oppose avec le plus d'avantages aux
engorgements chroniques de la rate : mais, à
l'emploi des boissons et des bains, il est presque
toujours utile d'adjoindre l'emploi des douches
minérales dirigées sur l'organe malade. Enfin,
dans les cas les plus réfractaires et là où la débilité prédomine, l'hydrothérapie devient une
dernière et précieuse ressource. Dans les dernières années de notre service, nous avons, avec
la collaboration et très-souvent l'initiative de
M. le docteur Dezon, médecin major, adjoint au
traitement hydro-minéral des engorgements réu-

5.

nis ou séparés du foie et de la rate celui de
l'hydrothérapie, et nous en avons, dans nos deux
services, retiré un triple avantage : celui de diminuer considérablement le nombre des incidents
nerveux ou fébriles qui viennent si souvent en-
rayer le traitement, celui de combattre plus effi-
cacement les engorgements, et celui de rétablir
plus promptement la tonicité générale (1).

Tumeurs abdominales. — Nous avons rencontré 2 cas de ce genre, paraissant l'un et l'autre
consister dans l'engorgement des glandes mésentériques. Quoique ces tumeurs aient présenté
chacune le volume d'un œuf d'oie, et aient été
longtemps et vainement traitées par les préparations iodurées, elles se sont complètement ré-
solues sous l'action des eaux de Vichy, prises en
boisson, en bains et en douches. 1 autre cas,
suivi d'une grande amélioration, a consisté dans
l'induration du tissu cellulaire de la fosse iliaque
droite, suite d'abcès.

---

(1) Le traitement hydrothérapique doit TOUJOURS être exécuté par
un médecin. Il existe à Vichy un établissement hydrothérapique habi-
lement dirigé par M. le docteur Jardet. C'est à lui que nous adressons,
pour cette pratique très-délicate, les malades de notre clientèle
privée.

3. STATISTIQUE DES AFFECTIONS
DES VOIES URINAIRES.

Gravelles, coliques néphrétiques. — Ces affections se sont présentées au nombre de 308 cas : nous avons, à leur occasion, observé 78 guérisons ; 106 grandes améliorations ; 74 améliorations ; 25 faibles améliorations ; 23 résultats négatifs ; 2 décès (dont 1 à Vichy survenu par syncope dans un bain, et 1 depuis le départ de Vichy).

Ce sont les eaux des *Célestins* (ancienne source) que nous avons généralement employées contre ces affections, quand toutefois des affections dyspeptiques ou hépatiques ne sont pas venues les compliquer.

Mais nous avons à signaler des degrés différents d'efficacité du traitement hydro-minéral selon la nature des gravelles observées. Ainsi, nous avons, parmi nos 308 cas d'affections graveleuses, observé 16 cas de gravelle phosphato-ammoniaco-magnésienne, et 2 cas de gravelle d'oxalate de chaux, les autres se présentant à titre de cas de gravelles d'acide urique ou d'urate

de chaux ; or, nous n'avons observé aucune guérison radicale chez les premiers.

Les malades atteints de ces cas, qui nous
ont paru dans un très-bon état au départ
de Vichy, avaient simplement expulsé des calculs pendant leur traitement ; mais leur maladie
s'est toujours reproduite. Autrement dit, les eaux
de Vichy sont favorables à l'expulsion de tous les
calculs ; mais elles ne mettent obstacle qu'à la
formation de ceux dans la composition desquels
entre l'acide urique. Y a-t-il des eaux plus favorables ? Nous ne les connaissons pas.

Il est très-heureux, quoiqu'il en soit, que toutes
les gravelles soient attaquables par les eaux de
Vichy, à un titre ou à un autre.

Nous connaissons un assez bon nombre de
malades atteints de gravelle blanche qui viennent
tous les ans, comme ils le disent, *vider leurs
reins.* Eh bien ! à ceux-ci nous n'avons pas besoin de conseiller les eaux de Vichy pures, des
eaux qui pourraient, tout au moins, par le fait
de la grande concentration de leurs éléments,
provoquer, dans leurs urines, de nouvelles for-
mations de phosphate ammoniaco-magnésien.
modification très-commune à Vichy : il nous suffit

alors de leur prescrire d'abondantes quantités
d'eau minérale coupée avec de l'eau commune,
et cette méthode est suffisante pour leur faire
expulser, après quelques jours de traitement,
de nombreux calculs.

Ces malades ont besoin de revenir à Vichy
tous les ans; c'est évident.

Notre conduite dans les crises néphrétiques a
été celle que nous avons décrite dans les crises
hépatiques; nous n'y reviendrons pas.

Diabète sucré : 42 cas, parmi lesquels les médecins majors des corps signalent 3 guérisons:
14 grandes améliorations; 8 améliorations; 3 faibles améliorations: 7 résultats négatifs; 1 aggravation; 6 décès (dont 2 à l'hôpital, par suite
d'incidents pulmonaires, et 4 depuis le départ
de Vichy).

Quoique les cas de guérison confirmée du diabète soient rares, les indications relatives à cette
maladie sont cependant très-formelles, à en
juger par les nombreuses et grandes améliorations qu'amènent, dans cette affection, certaines
médications. En effet, l'emploi des eaux de Vichy,
l'usage des toniques et le régime alimentaire et

gymnastique de M. le professeur Bouchardat ont
généralement, par leur association, le pouvoir
de ramener avec une promptitude surprenante,
sinon la santé parfaite, du moins toutes les ap-
parences de la santé, quelquefois même la santé.
Qu'observera-t-on avant même la fin d'un traitement de 25 à 30 jours? La quantité de sucre
urinaire aura considérablement diminué ou aura
même complètement disparu, la soif aura cessé,
les forces et le bien-être seront revenus, le malade se sera transformé. Cet état durera pendant
plusieurs mois; il sera surtout maintenu par la
persévérance dans le traitement et dans le régime; mais la moindre infraction au régime ra-
mènera le sucre et les divers symptômes du
mal. Cependant quelques privilégiés, jeunes en
général, faiblement atteints ou très-récemment
malades, ou malades par simple cause morale,
se trouveront définitivement guéris (1).

Ce sont les eaux chaudes de Vichy, notamment
celles de la *Grande-Grille,* qui nous ont paru le
mieux convenir, dans Vichy, au traitement du

---

(1) Il a paru, l'an dernier, une bonne et complète monographie du
DIABÈTE SUCRÉ, par M. Durand-Fardel, dont la lecture pourra suppléer
à ce que nous ne pouvons comprendre dans notre cadre.

diabète. Mais de nombreux cas de cette affection, où l'anémie et la débilité se sont déjà prononcées, réclament ou l'association ou l'emploi exclusif des eaux du puits *Lardy*.

Quelques diabétiques vont boire, il est vrai, aux *Célestins*, et c'est de l'avis de leur médecin. Pour notre compte, nous nous méfions de l'emploi des sources froides chez des malades dont l'équilibre sanitaire est aussi instable, chez des malades qui ont pour complication très-fréquente une affection du foie, chez des malades enfin dont la transpiration est très-souvent enrayée.

Nous avons déploré la mort, à Vichy, de deux diabétiques qui, à la suite de refroidissements, y avaient chacun contracté une affection pulmonaire. Ce n'est donc pas sans raison que nous nous méfions, chez ce genre de malades, de l'emploi des boissons froides. Ajoutons que nos deux malheureux étaient venus prendre les eaux au mois de mai, époque à laquelle l'état de l'atmosphère est, pour cette catégorie de malades, beaucoup trop instable. Aussi, conseillons-nous à l'égard des diabétiques une saison plus tardive.

Polyurie, 4 cas, avec les résultats suivants :

1 guérison, 1 amélioration, 1 résultat négatif, 1 aggravation.

Même traitement que pour le diabète sucré, à l'exception du régime qui a été le régime tonique ordinaire.

Albuminurie, 10 cas, chez lesquels se font observer 2 guérisons; 4 améliorations; 3 résultats nuls; 1 décès (après la saison thermale).

L'emploi des eaux alcalines ferro-arsénicales, plus ou moins accentué selon les degrés de l'asthénie qui accompagne ordinairement cette affection, nous a été d'un grand secours, avec l'adjonction d'un régime et d'un traitement fortement toniques.

Catarrhes de la vessie, Cystites chroniques, 19) cas, parmi lesquels nous voyons constatés : 11 guérisons; 50 grandes améliorations; 47 améliorations; 30 faibles améliorations; 26 résultats négatifs; 1 aggravation; 4 décès (dont 2 à l'hôpital, par suite d'accident traumatique et de variole, et 2 depuis le départ de Vichy).

Ces affections, de causes diverses, mais le plus souvent de causes graveleuse ou blennorrha-

gique, ont été traitées par les eaux de la source
des *Célestins* pures ou coupées avec de l'eau
commune, coupées quand se sont présentés les
moindres phénomènes de douleur ou de spasme
de la vessie. C'est qu'en effet ces phénomènes
s'exaspèrent toujours, d'après notre expérience,
sous l'action excitante des eaux de Vichy prises
à l'état pur.

Nous ne connaissons pas de maladies chroniques plus délicates à traiter à Vichy. Le fond de
leur traitement, dans cette station, nous paraît
être celui-ci : agir par les alcalins sur les urines;
mais empêcher la médication alcaline de trop
exciter le système nerveux en général et le système nerveux de l'organe malade en particulier.
C'est ce que nous n'obtiendrions pas toujours à
Vichy avec une eau minérale aussi forte prise à
l'état de pureté, et c'est ce que nous obtenons,
tous les jours, d'après notre expérience, avec de
l'eau minérale de Vichy additionnée, selon les
cas, du double, du triple ou du quadruple d'eau
commune. Il est inutile, sans doute, d'en venir
là pour un catarrhe atonique et simplement caractérisé par les dépôts qui le caractérisent;
mais il n'en est plus de même si la moindre exci-

tation sanguine, spasmodique ou douloureuse existe ou se développe.

Aussi, Vichy devient le tombeau d'un grand nombre de vieillards qui, habitués depuis longtemps à faire usage de ses eaux, s'y livrent, à leur guise, aux jeux de cette boisson, et se trouvent pris, à un moment donné, de dysuries mortelles. Nous avons eu connaissance de quelques-uns de ces cas, et c'est surtout à cause d'eux que nous déplorons, avec tous nos confrères, l'existence du décret extrà-légal du 28 janvier 1860.

Dans les premières années de notre service à Vichy, agissant d'après les errements généraux, nous eûmes à constater quelques cas incidentels de dysurie plus ou moins grave; mais, nous déclarons n'en avoir pas observé un seul cas, à l'hôpital militaire, à partir de l'année 1865, époque à laquelle nous avons entrepris, d'une manière assez générale, contre les cystites chroniques, la méthode du coupage. En avons-nous obtenu, pour cela, moins de bons résultats définitifs? non, d'après les résultats de nos statistiques annuelles : car, si, en 1863 et 1864, nous avons, sur 75 malades traités, observé 62 résultats satisfaisants, nous en avons, en 1865, 1866 et 1867, observé 106, sur 124 malades (1).

4. STATISTIQUE DES AFFECTIONS DE L'APPAREIL LOCOMOTEUR.

Rhumatisme articulaire chronique, 16 cas : 5 guérisons; 2 grandes améliorations; 4 améliorations; 5 résultats négatifs.

Les cas de ces affections ne se présentent pas en grand nombre à Vichy. Nous concevons que les traitements par les eaux sulfureuses ou par les eaux chlorurées sodiques leur soient de préférence appliqués. Cependant, les quelques ré-

---

(1) On nous a objecté que nous atténuions les qualités des eaux minérales en les coupant : c'est précisément ce que nous avons voulu faire, et c'est ce que l'on fait, du reste, tous les jours, en posologie médicale, à l'égard d'un grand nombre d'autres médicaments. Le tact du médecin ne consiste-t-il pas, en effet, à mettre les quantités et les qualités de son médicament en rapport avec les susceptibilités de son malade? Nous objectera-t-on encore que nous altérons par ce procédé les principes actifs des eaux? Il faudrait prouver cette altération et prouver que nos résultats n'en sont pas. Certes, il serait à désirer, pour calmer quelques fausses appréhensions et quelques préjugés, qu'il nous fût offert à Vichy des eaux minérales faibles, comme on en trouve dans d'autres stations. Il y en a à Vichy et de naturelles; mais, si elles appartiennent à des particuliers, on en défend l'émergence, et, si elles appartiennent à l'État, ses fermiers les dédaignent comme faibles et ne se donnent pas la peine de les capter. Nous soumettons le cas à l'attention de MM. les médecins-inspecteurs.

sultats que nous signalons sont loin, comme on le voit, d'être défavorables.

Nous avons opposé à ces affections les eaux de la *Grande-Grille* et du puits *Chomel*, de préférence aux eaux froides. Mais nous avons, à leur égard, singulièrement favorisé l'emploi des eaux chaudes par celui des douches minérales.

Goutte et rhumatisme goutteux, 201 cas. Les médecins majors des corps signalent, à leur propos : 46 guérisons; 53 grandes améliorations; 55 améliorations: 20 faibles améliorations: 24 résultats négatifs, 1 aggravation et 1 décès (survenu depuis le départ de Vichy, par le fait d'une autre affection).

Sous l'influence de l'excitation produite par les eaux et de la fièvre thermale, en particulier, les accès de goutte récidivent avec la plus grande facilité à Vichy même. Depuis quatre ans, nous avons tâché de nous opposer à ces récidives, en faisant couper l'eau minérale avec une égale quantité d'eau commune, tout en donnant cependant les quantités ordinaires de la première, et nous y avons très-souvent réussi: voici quels ont été à cet égard nos résultats :

Pour les années 1863 et 1864, époques où nous ne faisions pas encore couper l'eau, nous conformant en cela aux usages établis, nous avons observé, sur 107 cas traités à Vichy, 48 récidives.

Pour les années 1865, 1866 et 1867, époques pendant lesquelles nous avons fait pratiquer le coupage, nous n'avons, sur 201 cas, observé que 37 récidives.

Ainsi, grâce à cette simple méthode, les récidives, dont le nombre était auparavant presque équivalent à celui de la moitié de ces cas, ont été réduites à 1/5 des cas, sans que pour cela les cas de guérison et d'amélioration aient été relativement moins nombreux, ce qu'il est facile de vérifier. En effet, dans les années 1863 et 1864, nous rencontrons, sur 79 cas dont les resultats consécutifs sont connus, 16 insuccès pour 65 succès; tandis que les années 1865, 1866 et 1867, où nous traitons 121 malades, dont les résultats consécutifs nous sont transmis, nous ne rencontrons que 10 insuccès (résultats négatifs ou aggravations), pour 111 succès (guérisons ou améliorations).

Ainsi, soit au point de vue des récidives de goutte à Vichy, soit au point de vue de l'amélioration de cette affection, il devient, en général, très-avantageux de couper l'eau minérale avec de l'eau pure. Ce coupage a été généralement de moitié, nous l'avons dit; mais nous devons ajouter qu'un grand nombre de malades ont progressivement diminué les additions d'eau pure, ce qui nous a paru souvent sans danger vers la fin du traitement.

C'est ordinairement l'eau des *Célestins* et assez souvent celle de la *Grande-Grille* qui ont été opposées à cette affection. Mais nous avons donné la préférence à l'eau de la *Grande-Grille* et à celle du puits *Chomel*, dans les cas de rhumatisme goutteux.

Comme la plupart de nos confrères, nous craignons de prescrire les bains dans ces affections, à moins que les journées ne soient très-chaudes. Ce que nous craignons, en pareil cas, ce n'est pas le bain en lui-même, mais c'est le refroidissement ou le réveil des susceptibilités qui peuvent le suivre.

5. STATISTIQUE DES AFFECTIONS DIVERSES.

Nous trouvons, parmi les affections diverses que nous avons traitées à Vichy, mais à l'égard desquelles il n'existe aucune recommandation formelle de la part des auteurs, 30 cas isolés. Parmi ces cas, nous notons des cas d'anémie, de rhumatisme musculaire, de phlébite chronique, de névropathies générales et locales, de prostatite, d'incontinence d'urine, de spermatorrhée, d'orchite, d'uréthrite chronique, d'adénite inguinale chronique, d'ascite, etc.

Mais, nous ferons remarquer qu'un assez grand nombre de cas analogues sont venus compliquer des affections dont le traitement est recommandé à Vichy. Nous ferons connaître les résultats du traitement thermal à l'égard des uns et des autres.

Anémie. — Nous en avons rencontré 5 cas d'apparence simple, dont 1 a été suivi de guérison et 4 de grande amélioration. Ces cas ont été soumis à l'usage des eaux de *Mesdames* ou de *Lardy*.

Mais un grand nombre de complications anémiques ont intéressé un grand nombre d'autres maladies dont nous avons rendu compte, et, parmi celles-ci, nous signalerons surtout des engorgements des viscères abdominaux, des dys-

pepsies, des dyssenteries chroniques et des dia-
bètes. Sans doute, les complications anémiques
ont été, dans ces cas, des complications fâcheuses;
mais il a été remarquable que, à mesure que
l'usage des eaux améliorait les états organiques
locaux, l'état général s'améliorait aussi, quand
surtout au traitement spécial de ces affections pouvait s'adjoindre le traitement arséniaté-ferreux.

Rhumatisme musculaire. — Nous avons observé
3 cas isolés de lumbago chronique. Leur traitement s'est borné aux bains et aux douches minérales. Il s'en est suivi 1 guérison, 1 amélioration et 1 résultat négatif.

Nous avons encore rencontré un assez grand
nombre de ces affections à titre de complications.
Généralement exaspérées au commencement de
la cure, elles ont pu se trouver franchement sou-
lagées et quelquefois même calmées vers la fin
du traitement, avec l'adjonction, bien entendu,
de l'emploi des douches minérales. Mais c'est
lorsque l'affection principale était curable à Vichy,
telle surtout qu'une hépatite, la gravelle ou la
goutte, que les résultats s'en sont montrés meilleurs.

Névropathies. — Il s'en est présenté, à l'état d'isolement, 3 cas, caractérisés par la surexcitation générale et par des névralgies erratiques. Ayant tenté, malgré leur état de pureté et moyennant de grandes réserves, de les traiter par les eaux de Vichy, nous en avons obtenu 1 guérison et 2 améliorations.

Mais un plus grand nombre de cas de ces affections se sont présentés dans des conditions de complication. 2 d'entr'eux sont dignes de remarque pour avoir offert un sentiment de boule pseudo-hystérique émanant de l'épigastre, et pour s'être trouvés guéris, non pas à l'issue du traitement, mais du moins six mois après.

Il reste entendu que ce n'est que par la plus grande modération dans le traitement thermal et par l'usage concommittant des anti-névralgiques que les divers cas de névropathies ont pu présenter quelques résultats satisfaisants.

Ne nous étonnons pas, toutefois, de voir les eaux de Vichy avoir tôt ou tard raison, malgré leur pouvoir excitant, de certaines névropathies, si elles sont, comme nous l'avons fait remarquer, assez franchement arsénicales.

Phlébite chronique de la saphène interne. —

6

Snr 2 cas, 1 guérison et 1 grande amélioration. Usage des eaux de la *Grande-Grille;* bains minéraux prolongés; douches minérales.

Nous avons encore vu 2 cas de ce genre dans notre clientèle privée. Dans l'un et l'autre cas, grande amélioration la première année, et guérison à peu près complète la seconde.

Nous ne prétendons pas avoir, dans ces divers cas, obtenu la désoblitération de la veine; mais nous avons du moins obtenu la disparition de ses nœuds et de ses endolorissements, et la résolution des engorgements du tissu cellulaire environnant.

Adénite inguinale chronique non syphilitique; 1 cas suivi de guérison. Boissons à la *Grande-Grille;* bains minéraux; douches minérales.

Orchite, 3 cas compliquants; dont 2 ont été améliorés à Vichy même, et dont 1, sans amélioration au départ, s'est trouvé guéri quelques mois après.

Épidymite, 1 cas, qui avait depuis 10 mois résisté aux préparations iodurées, guéri à Vichy même.

Uréthrite chronique (très-ancienne), 2 cas:

amélioration à Vichy; guérison déclarée, 7 mois après.

Prostatite (compliquant toujours des cas de cystite ou de catarrhe vésical), 16 cas, avec les résultats qui suivent : 4 guérisons complètes; 8 améliorations: 2 faibles améliorations; 2 résultats nuls. — Eau coupée des *Célestins*, bains et douches.

Incontinence d'urine (dans les mêmes conditions de complication), 7 cas : à Vichy même, 7 améliorations. Mais, 8 mois après les traitements, les médecins-majors n'observaient que 2 améliorations, 1 faible amélioration et 1 résultat négatif, les autres résultats consécutifs restant inconnus.

Spermatorrhée (compliquant, pour la plupart, les mêmes affections), 8 cas, avec les résultats suivants : à Vichy même, 3 guérisons; 4 améliorations; 1 faible amélioration. 7 ou 8 mois après la saison thermale, 3 guérisons; 3 améliorations; 2 résultats inconnus.

A n'en pas douter, d'après ces trois derniers documents, l'emploi des eaux est assez favorable à l'incontinence d'urine, favorable à la prostatite, et surtout favorable à la spermatorrhée. A la première et à la troisième catégorie, nous avons généralement opposé les eaux arséniatées-ferrugineuses, et très-souvent les douches froides.

Arthritides sèches (psoriasis, prurigo, acné, eczéma, etc.), compliquant diverses affections, 10 cas, avec les résultats suivants : 3 guérisons; 5 améliorations et 2 faibles améliorations. Emploi d'un traitement interne très-modéré, et de bains fortement coupés d'eau commune.

Herpétides, 2 cas : chez l'un, résultat négatif; chez l'autre, aggravation.

Ascite, 2 cas isolés, à cause incertaine : 2 faibles améliorations. Mais cette affection s'est présentée 19 fois en complication d'engorgements du foie ou du foie et de la rate, et voici ce que nous avons observé : 13 fois l'épanchement a disparu avant la fin du traitement; 2 fois il a été légèrement amélioré; 2 fois il est resté dans le même état; et 2 fois la maladie, d'abord améliorée à Vichy, a été suivie de mort quelques mois après la saison thermale.

Si tout cas d'ascite reconnue primitive doit être

éloigné de Vichy, la présence de tout cas d'ascite consécutive impose au traitement la plus
grande circonspection et l'abstention complète
des bains. A la moindre aggravation, il sera
soustrait au traitement thermal d'une manière
absolue.

Amblyopie, 2 cas : traités sans résultats.

TOTAL STATISTIQUE

Il résulte de tous ces documents partiels que
nous avons traité, par les eaux de Vichy, à l'hôpital thermal militaire de cette ville, pendant les
années 1863, 1864, 1865, 1866 et 1867, 2,528 malades, sur le compte desquels il nous est parvenu,
de 6 à 10 mois après les traitements, des renseignements officiels. Ces renseignements nous ont
signalé, pour les affections que l'on traite habituellement à Vichy, 2,498 cas, simples ou com-
pliqués; et, pour les affections diverses à l'égard
desquelles le traitement thermal de Vichy n'est
pas formellement recommandé, 30 cas.

Nous avons, dans la première catégorie, remarqué 563 guérisons : 729 grandes améliorations,

654 améliorations; 257 faibles améliorations; 264 résultats négatifs; 19 aggravations et 31 décès, dont 6 ont eu lieu à l'hôpital, et dont 25 ont eu lieu quelques mois après le traitement de Vichy.

Nous avons, dans la seconde catégorie, noté 9 guérisons; 15 améliorations et 8 résultats négatifs; mais des affections de cette catégorie ont assez souvent compliqué des affections de la première, et en ont généralement, pendant le traitement, suivi les phases.

Les malades qui sont morts dans l'établissement après y avoir entrepris le traitement thermal, n'ont eu, pour la plupart, pour cause de leur décès, que des accidents indépendants de ce traitement. Deux d'entr'eux, atteints de diabète, sont morts d'affections de poitrine intercurrentes contractées sous l'influence de refroidissements; la variole confluente s'est emparée d'un homme atteint de cystite; un officier atteint de gravelle a été frappé d'une syncope mortelle dans son bain; un autre est mort d'un accident traumatique; le troisième, enfin, atteint de dyspepsie vomitante grave, n'a pu trouver son salut dans es eaux de Vichy.

Parmi les 25 individus morts, depuis la sortie de l'hôpital, 15 avaient obtenu à Vichy même une amélioration qui ne s'est pas soutenue, 7 étaient sortis avec des résultats négatifs, et 3 étaient, au départ, en état d'aggravation.

L'ensemble de ces résultats milite singulièrement, comme on le voit, en faveur des eaux de Vichy, en faveur, dirons-nous encore, des traitements un peu prolongés dans cette station; car les traitements de l'hôpital militaire y durent en général plus de 30 jours, au plus 38.

AFFECTIONS DES FEMMES.

Dans la nomenclature des maladies curables à Vichy, que nous avons exposée à la page 12, nous avons mentionné plusieurs affections appartenant au sexe féminin; tels sont les engorgements de l'utérus et des ovaires, la leucorrhée, la dysménorrhée, l'aménorrhée, la chlorose et la stérilité.

En nous en rapportant aux observations de notre clientèle privée, nous devons affirmer que beaucoup de ces affections sont, en effet, curables à Vichy. Nous ne pouvons, il est vrai, posséder des renseignements assez complets que sur un nombre restreint de cas, attendu que ces affections n'obtiennent pas toujours un soulagement immédiat ; mais des renseignements pris ultérieurement ou le retour à Vichy dans les années suivantes ont pu nous édifier sur quelques-uns de leurs résultats.

Engorgement de l'utérus. — Ces engorgements, avec ou sans déviation de l'organe, avec ou sans douleur, avec ou sans granulations au col, nous ont paru en général se modifier heureusement sous l'influence du traitement thermal, comme ils ont paru se modifier aux yeux de Ch. Petit et de M. Willemin. Sur 14 cas, chez lesquels nous avons pu constater les effets prochains du traitement, 4 ont présenté, immédiatement après la cure, une résolution à peu près complète, 5 ont paru s'être améliorés, et 2 sont restés dans le même état.

Les moyens de traitement ont été les eaux de la *Grande-Grille,* et, dans les cas de chloro-anémie compliquante, celles des puits *Mesdames* et *Lardy.* A l'usage des boissons, nous avons, bien entendu, adjoint celui des bains et des douches vaginales.

Engorgement des ovaires. — Ces cas se présentent assez souvent à Vichy. Sur 12 cas notés, nous avons constaté, à Vichy même, 4 cas de résolution complète, 5 cas d'amélioration notable, et 3 résultats négatifs. A l'usage des eaux de la *Grande-Grille* ou des eaux du puits *Lardy*, nous avons ajouté celui des bains assez prolongés et celui des douches minérales locales.

2 *kystes* volumineux de l'ovaire se sont aussi présentés à notre pratique. Nous leur avons vainement appliqué le traitement thermal.

Chlorose, aménorrhée, dysménorrhée. — Ces cas sont très-fréquents à Vichy, soit dans leur état de simplicité apparente, soit dans leur état de complication. Un grand nombre de mères de famille, souvent anémiques elles-mêmes, y accompagnent de jeunes filles pâles, débilitées, mal réglées, auxquelles les eaux ferro-arsénicales de Vichy vont rendre les forces, le teint et la régularité des fonctions. Aujourd'hui, les eaux de Vichy sont presque aussi fréquentées par cette catégorie de malades que les eaux de Spa, de

Schwalbach ou de Pyrmont. Elles ont sur celles-ci peut-être un triple avantage, celui d'être plus digestives (influence alcaline), celui d'être plus spécialement toniques pour le système nerveux de la vie organique (influences arsénicale et ferrugineuse combinées), et enfin celui d'être plus pénétrantes et moins dures (influence de la thermalité, puits *Lardy*).

Sur 30 cas de chloro-anémie, de dysménorrhée et d'aménorrhée que nous avons spécialement notés, nous remarquons 9 guérisons, 16 améliorations grandes ou petites, et 5 résultats négatifs.

Les sources *Mesdames*, le puits *Lardy* et surtout le puits de *Sainte-Marie* (de Cusset) ont été les précieux agents de ces résultats. Mais nous regrettons que la nouvelle source ferrugineuse des Célestins n'ait pas pu participer, par fait d'occlusion, à ces heureux effets. Ajoutons que les irrigations intra-vaginales, faites dans le bain avec l'eau minérale, et quelquefois l'hydrothérapie, nous ont, en pareil cas, rendu de très-grands services. Nous leur attribuons un excitement local qui, à un certain moment donné, a ramené l'afflux sanguin dans l'appareil utérin.

Leucorrhée. — Lorsque cette affection est liée aux états précédents, elle réclame naturellement les eaux les plus arsénicales et les plus ferrugineuses, en même temps que l'emploi des divers toniques ; mais elle réclame aussi un traitement local. Traitée par les irrigations d'eau minérale, on la voit très-souvent augmenter, il est vrai, d'intensité, au commencement du traitement; mais cette recrudescence ne dure que trois ou quatre jours et est bientôt suivie d'une diminution notable du flux vaginal et enfin quelquefois de son arrêt complet.

Quand l'écoulement ne disparaît pas, tout en continuant l'usage des boissons et des bains, nous avons d'autres fois recours aux injections astringentes ainsi formulées :

Eau distillée.	1000	grammes.
Sulfate de zinc.	3	id.
Acétate de plomb. . . .	3	id.
Laudanum de Sydenham.	20	id.

Dans cette formule, qui est à peu près celle du docteur Poullain, contre l'uréthrite chronique, nous attribuons le principal effet de l'injection à l'action de l'acétate de zinc formé dans la réaction réciproque des deux sels, et nous attribuons à l'opium un effet modérateur devenu nécessaire pour le système nerveux après l'astriction assez vive qu'a pu provoquer le nouveau sel de zinc.

Si la leucorrhée n'est pas liée à un état anémique, elle cesse bien souvent sous la seule influence des eaux de la *Grande-Grille*, des bains et des injections minérales.

Sur 22 cas de leucorrhée anémique, nous avons observé 7 cas de guérison, 11 cas d'amélioration et 4 résultats négatifs.

Sur 12 cas de leucorrhée non anémique, nous avons compté 5 guérisons, 5 améliorations et 2 résultats négatifs.

Stérilité.—Nous avons vu deux dames, jusque là stériles, puiser la fécondité dans les eaux de Vichy. Nous relaterons plus tard leurs observations. On conçoit parfaitement, du reste, que les heureuses modifications imprimées par le traitement à un appareil génital malade, et souvent stérile par ce fait, puissent mettre un terme à ce grand sujet de tristesses conjugales.

§ II — LES INDICATIONS SELON LA CLINIQUE (OBSERVATIONS).

Nous ne pouvons reproduire ici les nombreuses observations que renferment nos registres, pour affirmer, à leur endroit, la valeur des eaux de Vichy. Nous nous bornerons à en relater quelques-unes, et notamment quelques-unes de celles où se font remarquer, à côté d'affections habituellement traitées à Vichy, des affections concomittantes qui, quoique n'y étant pas habituellement traitées, y ont cependant reçu d'heureuses modifications.

1re OBSERVATION. — *Gastralgie par crises, consécutive aux fièvres intermittentes.* — M. A., lieutenant de vaisseau; 34 ans; 15 ans de services, dont 15 d'embarquement ou de colonies; tempérament sanguin; bien constitué; 10 ans d'invasion; entre à l'hôpital militaire de Vichy le 1er mai 1865, atteint de gastralgie par crises, suite de fièvres intermittentes, d'engorgement du foie, de dyspepsie gastralgique et de névralgies diverses (faciale, intercostale, etc.), le tout contracté au Sénégal. De nombreux moyens de

7

traitement ont fait disparaître ces diverses affections, moins la gastralgie, qui arrive sourdement
après chaque repas, mais qui se traduit, à peu
près tous les quinze jours, par des crampes d'estomac très-douloureuses. — Grande amélioration
de l'état gastralgique après une saison passée à
Vichy en 1864. — Recrudescence au commencement de 1865. — Prescription à l'arrivée :
de 2 à 4 verres par jour à la source de l'*Hôpital*
progressivement; bains 1/2 minéralisés quotidiens; régime ordinaire de l'établissement.— Pas
de crises, et diminution progressive de la douleur
pendant le traitement, qui dure 24 jours. — Bon
état au départ. — Guérison constatée le 1er mars
1866, par les médecins de la marine.

Il est clair que, dans ce cas, les eaux de Vichy
ont d'abord soulagé et enfin guéri une gastralgie
opiniâtre.

2e OBSERVATION. — *Gastralgie par crises et
dyspepsie vomitante habituelle.* — M. C., lieutenant au 5e hussards; 37 ans; bilioso-sanguin;
constitution un peu affaiblie; 7 ans d'invasion;
entre le 8 juin 1865. — En septembre 1857, avait
eu lieu une atteinte de dyssenterie aiguë, suivie

d'une dyspepsie vomitante, qui dura 4 mois. —
en 1859, pendant la campagne d'Italie, retour de
la dyssenterie qui dura, à l'état chronique, pendant un an, et de troubles dyspeptiques et gastralgiques qui durent encore. Le vin pur, les
liqueurs alcooliques et les aliments épicés ne sont
pas supportés ; le coït détermine des crises gastralgiques ; ces accidents se renouvellent avec le
mauvais temps et sont plus intenses en hiver. —
Premier traitement à Vichy en 1864, avec grand
soulagement. — Nous prescrivons à l'entrée, en
1865, de 2 à 5 verres par jour, progressivement,
à la source de l'*Hôpital* ; bains quotidiens 1/2 minéralisés; régime très doux.—Une nouvelle crise a
eu lieu après 4 jours : suspension du traitement;
reprise au bout de 6 jours. — Au départ, après
38 jours, le malade fait d'excellentes digestions
et présente un état général très-satisfaisant. —
Au 1er mars 1866 « l'amélioration persiste. »

Comme dans le cas précédent, il fallait deux
saisons à Vichy pour réduire cette affection assez
complexe au début.

3e OBSERVATION. — *Dyspepsie vomitante.* —
J..., fusilier au 33e de ligne; 34 ans; tempéra-

ment nerveux; constitution autrefois forte, aujourd'hui très-altérée; entre à l'hôpital thermal le 15 mai 1865, avec ce diagnostic : dyspepsie, vomissements incoërcibles. — L'affection remonte au mois de janvier de la même année, paraissant la suite d'une fièvre muqueuse, mal définie par le malade. Une très-faible amélioration a été obtenue par l'emploi de la glace, de l'eau de Seltz et de l'eau de Vichy transportée. — En venant à Vichy, le malade, très-fatigué par les vomissements, a été obligé de s'arrêter à l'hôpital de Montargis. — A l'arrivée dans notre établissement, amaigrissement très-considérable, *facies* très-abattu, vomissements immédiatement après l'ingestion des aliments et des boissons. — Prescription : 1 demi-verre d'eau de l'*Hôpital* une heure avant chaque repas, avec augmentation progressive de 1 demi-verre tous les 3 jours; poudre ainsi formulée : magnésie calcinée, 0,5, sous-nitrate de bismuth, 0,5, chlorhydrate de morphine, 0,003, 2 fois par jour; potages féculents; 1 bain 1/2 minéralisé quotidien. — L'eau minérale est bien supportée. — Le 22 mai, le malade vomit moins souvent; la semoule est l'aliment le mieux conservé. — Le 25, une côte-

lette est bien gardée. — Le 28, l'appétit est
bon, les envies de vomir cessent, le teint commence à s'animer, les forces reviennent. — Le
6 juin, bon état : sortie.— Au 1er mars 1866, la
guérison est confirmée.

L'état encore peu chronique de cette affection
en explique la prompte guérison.

4e OBSERVATION. — *Dyspepsie flatulente, alternatives de constipation et de diarrhée, catarrhe
vésical, léger rétrécissement uréthral, prostatite.*
— M. X..., sous-lieutenant de cavalerie; 34 ans;
sanguin bilieux; bonne constitution; 4 ans d'invasion en Afrique; venu à Vichy en 1864, avec
avantage; y revient le 8 juin 1865. — Les digestions sont pénibles et s'accompagnent de ballon-
nement à l'épigastre, d'éructations, de régurgitations, et, en ce moment, de constipation opiniâtre.
De plus, il s'est présenté, depuis 10 mois, à la
suite d'une blennorrhagie, un léger rétrécissement uréthral, un engorgement de la prostate et
des dépôts urinaires mucoso-purulents; le tout
s'aggravant par l'équitation. — Prescription : de
2 à 4 verres par jour, progressivement, à la
source de l'*Hôpital*; prises de 5 grammes de

sulfate de soude pendant 3 jours ; bains 1/2 minéralisés quotidiens ; régime doux ; vin coupé.
— Au 4ᵉ jour du traitement, l'uréthrite, qui avait
disparu depuis 10 mois, reparaît. — Au 10ᵉ jour,
légère douleur au col de la vessie : nous faisons
couper l'eau minérale avec égale partie d'eau
commune. — Les accidents s'atténuent par degrés. — Au départ, le 10 juillet, après 40 jours
de traitement, les digestions se font mieux, la
flatulence est à peine sensible ; les douleurs vésicales ont disparu, l'uréthrite a cessé, les urines
sont presque limpides. — Au 1ᵉʳ mars 1866, le
malade va très-bien.

L'indication des eaux de Vichy était ici formelle à plusieurs points de vue ; mais l'expérience
nous a prouvé que, à cause de l'état de la vessie,
il fallait, dans ce cas, les mitiger.

5ᵉ OBSERVATION. — *Dyspepsie gastralgique avec
état névropathique général.* — M. B., capitaine
au 1ᵉʳ dragons ; 50 ans ; nerveux ; affaibli ; est
malade depuis 5 ou 6 ans. Il digère dans un état
général de surexcitation, avec douleur et quelquefois sentiment de boule pseudo-hystérique à
l'épigastre. Il vient d'être atteint d'un *zona* très-

pénible. — A l'entrée, le 8 juin 1864, 2 demi-
verres au puits *Lardy;* augmentation d'un demi-
verre tous les 4 jours jusques au maximum de 6;
bains 1/2 minéraux quotidiens. — Au départ,
après 37 jours de traitement, les digestions se
font mieux, la boule pseudo-hystérique ne se
fait plus sentir; l'état de surexcitation générale
persiste cependant. — Au 1er mars suivant, on
lit dans le bulletin du médecin-major du corps :
« bon état; l'amélioration s'est maintenue. »

Ce cas est remarquable par ce fait que l'état
nerveux constitutionnel, exagéré par la dyspep
sie, s'est notablement atténué quand celle-ci a
disparu. Il y avait cependant à craindre, dans ce
traitement, l'exaspération d'un tel état; nous l'a-
vons éludée par l'usage de faibles doses au
puits *Lardy.*

6e OBSERVATION. — *Dyspepsie gastralgique et
vomitante, dermatose sèche.* — M. T., lieutenant
au 36e de ligne; 54 ans; biloso-nerveux; bien
constitué; 5 ans d'invasion; entre le 22 août 1865.
— A son état dyspeptique, caractérisé par la
douleur et de fréquents vomissements, se joint
un prurigo rebelle qui lui laisse peu de repos et

qui augmente pendant les digestions. Cette affection a été traitée avec de légers avantages, à
l'hôpital militaire de Dunkerque, par les alcalins.
— Prescription à l'entrée : de 2 à 3 verres par
jour à la source de l'*Hôpital* ; bains minéralisés
au tiers. Ceux-ci font exaspérer l'état de la peau,
et sont remplacés par des bains de son. — Au
départ, le 30 septembre, les voies digestives sont
en bon état; mais le prurigo persiste. — Au
1er mars suivant, « les digestions se font très-
bien ; le prurigo a cessé. »

Il nous paraît possible que la guérison de
l'estomac ait, dans ce cas, entraîné celle de la
peau. Nous pourrions citer plusieurs autres cas
de ce genre.

8e OBSERVATION. — *Dyspepsie gastro-intesti-*
nale. — M. X..., capitaine au 43e de ligne ;
43 ans; bilioso-nerveux ; constitution un peu
affaiblie; présente pour symptômes, depuis 6 ans,
des vomissements fréquents après les repas et
des alternatives de constipation et de diarrhée.
— Après un traitement de 23 jours, qu'il vient
faire en 1865, en prenant de 3 à 5 verres par
jour de l'eau de l'*Hôpital*, et 18 bains, les diges-

tions se trouvent régularisées et se maintiennent telles au régiment.

9ᵉ OBSERVATION. — *Dyssenterie chronique.* — P..., soldat de l'artillerie de marine; 25 ans; lymphatique nerveux; constitution très-affaiblie; malade depuis 8 mois; arrive le 1ᵉʳ mai 1863. — Il avait contracté une dyssenterie aiguë aux colonies, plus tard suivie de dyspepsie gastralgique et de diarrhée incoërcible quelquefois sanguinolente (7 ou 8 selles par jour); ulcérations intestinales probables. — Prescription : au début, 2 quarts de verre à la source de l'*Hôpital*, le matin, 2 quarts de verre au puits *Lardy*, l'après-midi; bains 1/2 minéralisés quotidiens; prises de sous-nitrate de bismuth au début de chaque repas; régime aux potages et aux œufs. — Après 5 jours, le nombre de selles a diminué de moitié; il revient un peu de forces : on prescrit 4 demi-verres par jour; on ajoute au régime un peu de viande grillée. — Au 15ᵉ jour, l'amélioration continue; les selles ne sont plus sanglantes. — Au 25ᵉ jour, il se déclare une adénite inguinale, qui ne suppure pas. — Au départ, le 7 juin, l'amélioration est notable; les digestions

7

gastriques se font bien; il n'y a que 2 selles par jour, la tumeur inguinale a disparu. — Au 1er mars « l'amélioration s'est maintenue. »

Nous avons toujours le soin, dans les cas dyssenterie et de diarrhée, de ne donner que de très-faibles quantités d'eau minérale à la fois.

9e OBSERVATION. — *Engorgement des viscères abdominaux.* — L..., fusilier au 19e de ligne; tempérament mixte; bonne constitution; se présente à l'hôpital militaire .de Vichy le 23 août 1865. — Il a été atteint, il y a près de 2 ans, à Rome, d'une fièvre intermittente, qui a duré 20 mois, et qui a laissé, à sa suite, l'engorgement en question. Le foie déborde, au-dessous des fausses côtes, de 3 centimètres, et la rate présente 15 centimètres de longueur; l'anémie est assez prononcée, sans ictère; les pieds sont œdémateux; les digestions sont bonnes. — Après avoir pris en moyenne par jour 4 verres d'eau minérale à la *Grande-Grille* et au puits *Lardy,* 25 bains et des doses journalières de vin de quinquina, et avoir suivi ce traitement pendant 38 jours, le malade sort à peu près dans le même état qu'à l'arrivée : mais, au 1er mars 1866, le médecin-major de son corps le déclare guéri.

Il est assez rare que la guérison des engorgements viscéraux ait lieu par effet primitif à Vichy,
à moins qu'ils ne soient très-récents.

10ᵉ OBSERVATION. — *Engorgement des viscères*
abdominaux, avec légère ascite. — K..., fusilier
au 63ᵉ de ligne ; 33 ans ; tempérament lymphatique ; constitution altérée ; invasion 4 ans ; a contracté son état en Cochinchine à la suite de fièvres intermittentes. — A l'entrée, le 22 août :
anémie ; essoufflement ; abdomen fluctuant, d'une
circonférence de 0ᵐ90 ; foie débordant les fausses
côtes de 3 travers de doigt ; rate descendant
jusqu'au niveau de l'ombilic ; digestions assez
régulières. — Prescription : 3 verres d'eau minérale, moitié à la *Grande-Grille*, moitié au puits
Lardy; augmentation de cette quantité de 1 verre
tous les 5 jours, jusques au *maximum* de 6 verres ; bains quotidiens 1/2 miinéralisés ; vin de
quinquina ; régime ordinaire de l'hôpital. — Le
22 septembre, vomissements bilieux, suspension
du traitement pendant 2 jours. — Le 26 septembre, diarrhée, suspension de même durée. — Le
30 septembre, après 39 jours de traitement, sor-

tie avec grande amélioration : foie et rate assez fortement réduits, circonférence de l'abdomen 9,87, l'essoufflement a cessé, le teint s'est un peu coloré, l'infiltration des membres inférieurs est à peine sensible. — Au 1er mars 1866, *amélioration marquée et constante* (service de M. Dexpers, médecin major).

Nous revoyons cet homme à Vichy, au mois de juin 1866 : nous ne trouvons chez lui qu'un très-léger engorgement des viscères; il n'offre ni ascite, ni infiltration ; il est soumis à un nouveau traitement, de 25 jours, et il sort cette fois complétement guéri.

11e OBSERVATION. — *Engorgement chronique du foie, diarrhée chronique, flux hémorrhoidal.* — M. P., lieutenant au 97e de ligne; 41 ans ; bilioso-sanguin ; bonne constitution ; malade depuis 1856 ; contracta en Crimée, une dyssenterie qui devint chronique, et s'accompagna, en 1858, d'un flux hémorrhoïdal très-abondant, et, en 1861, de douleurs presque permanentes dans la région du foie. — Saison à Vichy en 1862, avec amélioration consécutive sans durée. — Nouvelle saison en 1863, suivie au bout de 9 mois, d'assez bons effets : cessation de la diarrhée, diminution des douleurs hépatiques. — Retour à Vichy le 6 juin 1865 : le foie est un peu douloureux à la pression et engorgé, il déborde la base du thorax de deux travers de doigt; la diarrhée revient quelquefois, et quelquefois encore le flux hémorrhoïdal; légère teinte ictérique; un peu de maigreur.—Prescription : 3 verres par jour à la source de la *Grande-Grille*; bains demi minéralisés quotidiens; prises de sous nitrate de bismuth.— Le 16 juin, éruption psoriforme : bains de son pendant 3 jours. — Le 23 juin, flux hémorrhoïdal assez abondant, après les selles : interruption des boissons minérales; emploi de perchlorure de fer en potions et lavements; continuation des bains minéraux : l'hémorrhagie cesse au bout de quatre jours.— Le 2 juillet, reprise des boissons minérales, à raison de 4 demi-verres par jour.— Au départ, le 16 juillet, après 38 jours de présence et 30 jours d'usage des boissons, le foie n'est plus aussi douloureux, ni aussi engorgé : les forces sont revenues; les digestions se font bien.— Au 1er mars 1866, guérison déclarée.

Dans ce cas, un peu moins d'eau donnée au début eût peut-être empêché le retour du flux hémorrhoïdal.

12ᵉ OBSERVATION. — *Engorgement chronique du foie*; *dyspepsie vomitante bilieuse.* — M. B., capitaine au 43ᵉ de ligne; 48 ans; bilieux; bien constitué; 5 ans d'invasion; traité à Vichy en 1863 avec grande amélioration, y revient le 8 juin 1865. — L'engorgement est encore manifeste et déborde de 2 centimètres les fausses côtes; troubles ordinaires de la digestion; vomissements bilieux très-fréquents; teinte ictérique légère. — Prescription : 4 verres par jour, en moyenne, à la source de la *Grande-Grille*, 34 bains minéraux. — Très-bon état au départ, le 16 juillet. — *Guérison complète très-remarquable*, dit le médecin major du corps, au 1ᵉʳ mars suivant.

13ᵒ OBSERVATION. — *Engorgement considérable du foie, diarrhée.* — M. ., sergent-major au 93ᵉ de ligne; 27 ans; lymphatique; bien constitué; a contracté son état depuis un an à la suite d'accès de fièvre survenus en France. Au premier accès, il se plaignit de douleurs au foie, à tel point qu'il était obligé de se pencher en avant pendant la marche; un ictère s'était déclaré; après quelques accès, le rebord du foie atteignait l'ombilic : on prescrivit les préparations de quin-

quina, des vésicatoires, des applications de teinture d'iode, etc.—Aujourd'hui, 8 juin 1865, le foie
est senti à quatre travers de doigt au-dessus de l'ombilic ; la circonférence du ventre, au niveau de l'organe, est de 0m75 ; l'organe n'est douloureux que
pendant la marche rapide ; l'ictère persiste ; les
muqueuses sont pâles ; il y a de la diarrhée tantôt
séreuse et tantôt bilieuse. — On prescrit de 2
à 5 verres par jour d'eau de la *Grande-Grille* et
de *Lardy* progressivement, des prises de sous-
nitrate de bismuth, et des bains quotidiens. —
A la sortie, on constate, après 35 jours de traitement, la cessation de la diarrhée et une légère
diminution des volumes du foie. — Au 1er mars
1866, la guérison est déclarée. (Service de M. Dexpers.)

14e OBSERVATION. — *Abcès du foie.* — P...,
soldat au 19e bataillon de chasseurs à pied ; 25
ans ; sanguin ; bien constitué ; porte depuis deux
ans un abcès du foie, consécutif à un engorgement prononcé, contracté en Algérie, et se ma-
nifestant encore aujourd'hui par une douleur
sourde à la région hépatique, un ictère assez clair,
et des selles purulentes.—Prescription, à l'entrée,

le 1er mai 1867 : de 3 à 6 verres par jour, progressivement, à la source de la *Grande-Grille;* 24 bains demi-minéralisés. — Le 15 mai, fièvre thermale, suspension du traitement pendant quatre jours. — Au départ, amélioration prononcée, les selles présentent moins de pus.—Au 1er mars : « Etat général satisfaisant sous tous les rapports ; a repris son service depuis longtemps ; la nutrition se fait bien ; la guérison parait complète. » (Service de M. Dexpers.)

15e OBSERVATION. — *Coliques hépatiques, diabète sucré.* — M. C..., capitaine en retraite ; 62 ans ; tempérament nerveux ; constitution affaiblie ; était atteint, depuis quatre ans, de coliques hépatiques et, depuis six mois, de diabète sucré, quand il fit sa première entrée à l'hôpital militaire de Vichy, au commencement de la saison de 1864. Il y resta 44 jours, buvant de deux à quatre verres par jour à la *Grande-Grille,* prenant des bains quotidiens et se soumettant strictement au régime de M. Bouchardat. Ses coliques, qui s'étaient jusque alors reproduites tous les mois, ne s'y reproduisirent pas et ses urines, qui avaient, à l'entrée, offert 80 grammes de sucre par litre, n'en présentèrent pas même des traces à la sortie. — Nous revoyons le malade le 13 mai 1865 ; il a éprouvé, depuis la saison précédente, cinq fois des coliques hépatiques, mais il ne présente plus aucun signe de diabète. — Son système nerveux étant fortement surexcité, nous ne lui prescrivons que quatre demi-verres par jour à la source de la *Grande-Grille*; il en porte progressivement le chiffre à six demi-verres ; il prend 24 bains, et il suit le régime commun. — Il n'éprouve à l'hôpital qu'une violente colique hépatique, à la suite de laquelle sont expulsés plusieurs calculs biliaires de 1 à 2 millimètres d'épaisseur, et il part après vingt-six jours de traitement. — « Les coliques hépatiques n'ont plus reparu, écrit-on au 1er mars 1866 ; le diabète est guéri. »

Ce fait est caractéristique au double point de vue de la lithiase biliaire et de la glycosurie. Nous attribuons la prompte guérison de celle-ci, à son état récent (6 mois d'invasion).

16e OBSERVATION. — *Engorgement chronique de la rate, anémie.* — J..., fusilier au 19e de ligne ; 23 ans ; lymphatique ; affaibli ; 15 mois d'invasion ; doit son état aux fièvres intermittentes de

Rome, qui, depuis 14 mois, se présentent chez lui, sous différents types. — Il y a pâleur du teint, infiltration des membres inférieurs, digestions pénibles ; la rate présente 20 centimètres de longueur. Le dernier accès a eu lieu il y a un mois. — On prescrit, à l'entrée, le 22 août 1865 : 0,50 de sulfate de quinine à prendre pendant trois jours comme moyen préventif ; trois verres par jour à la *Grande-Grille* et au puits *Lardy*, à augmenter progressivement jusqu'à six verres ; bains minéraux quotidiens ; douches minérales quotidiennes. — Le 5 septembre, diarrhée : interruption du traitement thermal ; emploi du sous-nitrate de bismuth et des opiacés. — Le 11 septembre, la diarrhée a cessé : reprise du traitement. — Le 28, à la sortie, amélioration notable ; la rate ne présente que 13 centimètres de longueur, le teint se colore, l'infiltration a cessé. — Le 1er mars 1866, guérison déclarée.

On peut s'étonner, dans cette observation, de nous voir donner, au début, du sulfate de quinine, alors que les accès n'ont pas reparu depuis un mois. Nous en avons agi ainsi, parce que l'usage des eaux rappelle avec la plus grande facilité, chez les fébricitants, de nouveaux accès.

17ᵉ OBSERVATION. — *Tumeur abdominale.* —
M. R..., lieutenant au 8ᵉ dragons; 43 ans; bilieux; bien constitué; malade depuis trois ans;
porte dans la fosse iliaque gauche une tumeur
dure, arrondie, circonscrite, du volume d'un œuf
de dinde, consécutive à une péritonite qui avait
été elle-même provoquée par un *volvulus*, et probablement formée par l'engorgement d'une glande
mésentérique. — Nous prescrivons, à l'entrée, le
1ᵉʳ mai 1867, de 3 à 6 verres par jour à prendre
progressivement à la source de la *Grande-Grille,*
30 bains et 30 douches. — Le 9 mai, vomissements, insomnie, agitation, suspension du traitement pendant 4 jours. — Au départ, après
37 jours de séjour à Vichy, la tumeur a disparu;
il ne reste qu'une légère douleur dans la fosse
iliaque. — Au 1ᵉʳ mars 1868, il n'est question que
d'une douleur sourde dans la même région.

Nous avons observé d'autres cas de ce genre,
suivis des mêmes résultats, soit à l'hôpital militaire, soit dans notre clientèle civile.

18ᵉ OBSERVATION. — *Induration du tissu cellulaire abdominal.* — M. V..., lieutenant au 92ᵉ de
ligne; 41 ans; sanguin; fort; a contracté, il y a

7 ans, une fièvre typhoïde, qui s'est compliquée d'un abcès dans la fosse iliaque gauche, lequel s'est ouvert dans le rectum et plus tard dans la région périnéale. L'abcès s'est fermé, mais il est resté une induration du tissu cellulaire circonvoisin. — Entrée le 8 juin 1867. — Prescription : de 3 à 6 verres par jour graduellement, à la source de la *Grande-Grille;* 20 bains 1/2 minéralisés; 9 douches minérales. — Le 30 juin, départ avec amélioration considérable. — Le 1er mars suivant, « amélioration soutenue. »

Ce cas, plusieurs cas de phlébite accompagnés d'une induration du tissu cellulaire environnant, et, du reste, les divers cas d'engorgement parenchymateux traités avec succès à Vichy, nous confirment dans l'idée que toute induration albumino-fibrineuse, quelle qu'en soit la cause, peut trouver dans les eaux de Vichy, appliquées *intrà et extrà,* de précieux moyens de résolution.

19e OBSERVATION. — *Gravelle urique, coliques néphrétiques.* — M. de B..., capitaine en retraite; 58 ans; sanguin, un peu lymphatique; fortement constitué; a éprouvé ses premières coliques en 1851; elles reviennent environ tous les trois mois, et elles s'accompagnent d'émission de calculs d'acide urique de la grosseur d'une tête d'épingle; dernière crise il y a trois mois. — A l'entrée, 4 juin 1865, douleur sourde dans la région des reins; sédiments briquetés. — Prescription : de 3 à 6 verres par jour, graduellement, aux *Célestins;* bains 1/2 minéralisés quotidiens. — Traitement sans incidents. — Au départ, le 25 juin, les urines ont moins de sédiments, la douleur lombaire a diminué. — L'amélioration est telle au 1er mars suivant, que le médecin du corps déclare que l'usage des eaux n'est plus nécessaire.

20e OBSERVATION. — *Gravelle calcaire, coliques néphrétiques fréquentes.* — M. P..., capitaine de cavalerie, vient pour la deuxième fois à Vichy en 1864. Il y rend, comme il l'avait fait en 1863, une grande quantité de calculs blancs, sans trop de douleur. Il en part au bout de 24 jours en bon état apparent. — Nous lui recommandons de revenir à Vichy l'année suivante. Il n'y revient pas.

En passant à S..., sa résidence, à la fin de l'année 1866, nous apprenons qu'il est mort dans une violente crise néphrétique. M. P... n'aurait-il

pas bien fait de revenir tous les ans à Vichy?
Nous ne croyons pas, nous le répétons, à l'efficacité des eaux de Vichy à l'endroit de leur opposition à la formation de graviers blancs; mais nous avons été maintes fois témoin de leur efficacité à l'égard de leur expulsion.

21ᵉ OBSERVATION. — *Diabète sucre.* — M. F...,
capitaine au train des équipages; 54 ans; sanguin;
bien constitué; malade depuis le commencement
de 1861; entre le 5 mai 1865. — Il avait déjà été
été traité à Vichy, en 1862, 1863 et 1864, et chaque fois avec avantage. Ainsi, en 1862, la quantité
de sucre présente dans les urines fut réduite de
55ᵍʳ à 0ᵍʳ 5; fut réduite, en 1863, de 5ᵍʳ à 0,5,
quoiqu'il se fût déclaré, dans l'année,des palpitations de cœur assez fréquentes et s'offrit, en
1864, avec le poids de 4ᵍʳ75 , pour tomber à
celui de 1ᵍʳ70, quoiqu'il fût survenu, au début
de l'année, une douleur hépatique sourde.
— Au 1ᵉʳ mai 1865, 4ᵉ entrée, le malade déclare
ne pas avoir bien observé son régime spécial (de
M. Bouchardat); foie douloureux à la percussion
et légèrement engorgé; quelques palpitations de
cœur; grand appétit; soif très-vive; amaigrissement

et faiblesse générale ; 20^{gr}60 de glycose par litre.
— Nous prescrivoes de 4 à 6 verres par jour
aux *Célestins;* régime spécial sévère.—Au départ,
le 5 juin, grande amélioration de tous les symptômes ; on ne découvre que des traces de sucre.
— Au 1er mas 1866, « l'amélioration s'est maintenue. »

M. F... n'est plus revenu à Vichy.

22e OBSERVATION. — *Diabète sucré.* — C...,
maître tailleur de régiment, en retraite ; 49 ans ;
lymphatique nerveux ; contracta son affection à
la fin de 1862, à la suite, dit-il, de chagrins do-
mestiques. Il entra, pour la première fois, à l'hôpital militaire de Vichy le 1er mai 1863, avec un
certain amaigrissement, une soif ardente et
25 grammes de sucre par litre d'urine. Après un
traitement et un régime spécial de 38 jours, il
partit plus fort, sans soif et avec 9 grammes de
sucre. — Il continua chez lui son régime et son
traitement, et, au 1er mars 1864, son médecin ne
signalait que 4^{gr}50 de glycose par litre d'urine.
— Retour à Vichy le 4 juin 1864 : il n'y a plus
de sucre dans les urines ; mais il s'est déclaré un
engorgement du tissu cellulaire du pied droit et

de la main droite. — Traitement de Vichy pendant 43 jours, avec cessation du régime de M. Bouchardat, l'engorgement s'améliore. — Enfin, le malade revient en 1865 : point de sucre dans les urines, point d'engorgement des extrémités, mais un léger engorgement du foie, dont triomphent les eaux de Vichy.

Le diabète contracté sous les influences morales nous a toujours paru le plus curable. Du reste, le malade dont il est ici question a toujours été admirable de persévérance dans son régime et dans son traitement.

23ᵉ OBSERVATION. — *Diabète sucré, hépatite chronique, dyspepsie, abcès froid.* — M. M...,
chef de bataillon en retraite; 54 ans; sanguin; constitution un peu affaiblie; entre le 22 août 1865, porteur d'une hépatite chronique contractée en Afrique depuis 1862, accompagnée de dyspepsie et de coliques hépatiques assez fréquentes, et aggravée depuis un an par un diabète. Celui-ci se caractérise par la soif, l'affaiblissement de la vue, un peu de faiblesse générale, l'altération du moral et la présence de sucre dans les urines. Un abcès froid s'est développé à la base du cou depuis

2 mois ; il n'est pas encore ouvert. — Sous l'influence d'un traitement par les eaux de la *Grande-Grille* et du puits *Lardy*, les bains minéraux et le régime de M. Bouchardat, la quantité de sucre se réduit, du 22 août au 30 septembre, de 44^{gr}0 à 0^{gr}0. — Au départ, bon état apparent, bonnes digestions, l'abcès froid a été ouvert et tend à la guérison, la vue s'est rétablie, les forces reviennent. — Au 1er mars de l'année suivante, on écrit : « l'état général est satisfaisant, les diges-gestions se font mieux ; le système musculaire est plus vigoureux. »

A propos des améliorations considérables obtenues par l'emploi des eaux de Vichy dans le diabète, nous avons à faire observer que, dans la science, on commence, en ce moment, à considérer les préparations arsénicales comme d'utiles modificateurs de cette affection, ce qui tendrait à faire penser que l'arsenic, contenu en d'assez notables proportions dans les eaux de Vichy, ne serait pas étranger à leur succès dans les mêmes cas. Passant à Toulouse en 1864, nous y reçûmes, de la part d'un praticien distingué, M. le docteur Bessière, l'assurance des bons effets de ce médicament contre l'affection en question. Nous lisons

8

aujourd'hui dans la *Gazette médicale hebdoma-
daire* et dans le *Courrier médical* de 1871, que
MM. Foville père, Devergie, Foville fils, Titon,
Brouardel et Jaccoud ont obtenu des résultats
satisfaisants du même moyen dans la même maladie, et que M. Jaccoud signale particulièrement
ses avantages chez les diabétiques gras. Combien
donc l'emploi des eaux de Vichy, dans lesquelles
le composé arsénical est probablement à l'état
naissant, et dans lesquelles ce composé a pour
associés le fer, le chlorure de sodium et les divers
alcalins, peut être utile dans cette affection, étant
surtout favorisé par un régime tonique et substantiel approprié!

24ᵉ OBSERVATION. — *Néphrite, albuminurie.* —
M. D..., lieutenant archiviste; 55 ans; sanguin;
très-affaibli; a fait un séjour de 18 ans en Afrique, où il contracta des fièvres intermittentes et
un engorgement des viscères abdominaux; vint
se faire traiter à Vichy en 1859, 1860 et 1864,
et obtint, dans cette dernière année, une grande
amélioration. — Entra, en septembre 1865, à l'hôpital de Rochefort pour se faire opérer d'un
rétrécissement uréthral, y subit l'uréthrotomie

avec succès ; mais , à la suite de l'introduction
d'une sonde qui fit fausse route , y fut pris
d'infiltration urineuse du gland, de douleurs de
reins et enfin d'albuminurie. — A son entrée à
l'hôpital thermal de Vichy, le 1er mai 1865, l'œdème
des voies urinaires a disparu, les douleurs rénales
sont très-sourdes, mais les urines sont assez fortement albumineuses (3 grammes). — Prescription : de 4 à 8 demi-verres par jour au puits
Lardy, progressivement; bains 1/2 minéralisés
quotidiens ; régime substantiel et tonique. — Le
7 mai, douleurs lombaires et dysurie légère; coupage de l'eau minérale avec moitié d'eau pure.
— A partir du 14, l'albumine tend à disparaître
(1 gramme). — Le 23, réveil d'une ancienne
sciatique : réduction des boissons à 4 demi-verres
d'eau minérale doublés d'eau pure. — Le 1er juin,
éruption de furoncles. — Au départ, le 8 juin, bon
état, urines normales, retour des forces et du
teint. — Pas de renseignements ultérieurs; le
malade n'est plus revenu à Vichy; mais constatons que l'albumine avait disparu au départ.

25e OBSERVATION. — *Albuminurie, gravelle
urique, coliques néphrétiques.* — M. R..., sous-

lieutenant au 60ᵉ de ligne; 37 ans; bonne constitution; malade depuis 3 ans; a passé une saison à
Vichy en 1865 avec amélioration notable du côté
de la gravelle et des coliques néphrétiques; entre
de nouveau le 8 juin 1866. — Urines à l'arrivée :
réaction acide, densité 1015, débris d'épithelium
et mucus abondants, moules de tubes, grande
quantité d'albumine. — Le 11 juillet, réaction
neutre, densité 1013, cellules épithéliales et
moules, l'albumine est moins abordante. — Le
18 juillet, au départ, amélioration très-manifeste,
presque pas d'albumine. — Au 1ᵉʳ mars, « guérison complète. »

Certes, tous les cas d'albuminurie que nous
avonsobservés à Vichy ne ressemblent pas, quant
aux résultats du traitement, à ces deux cas, on
l'a déjà vu par notre statistique; mais on puisera
dans leurs observations de sérieux motifs d'encouragement.

26ᵉ OBSERVATION. — *Catarrhe vésical, laryngo-
bronchite chronique.* — M. H..., lieutenant au
54ᵉ de ligne; 47 ans; sanguin; fortement constitué; atteint de catarrhe bronchique depuis 9 ans,
et de catarrhe vésical depuis 2 ans; attribue ces

affections à des refroidissements et aux fatigues; il a été vainement traité, l'hiver dernier, par les bains alcalins et les eaux de Vichy transportées. — Entrée le 2 mai 1865 à l'hôpital militaire de Vichy : toux opiniâtre, expectoration abondante, sifflement continuel à l'entrée du larynx, sensation de chaleur au col de la vessie au commencement de la miction, urines fréquentes, peu copieuses, non limpides, laissant déposer une matière blanchâtre assez abondante : d'après l'analyse, grande quantité d'urate de soude et de chaux et de muco-pus. — Prescription : de 2 à 3 verres par jour au puits *Chomel;* pas de bains; eau de goudron; 36 jours de traitement. — Peu de changement, le 22 mai.— Légère ophthalmie, le 28, qui ne dure pas. — Au départ, le 8 juin, le col de la vessie n'est plus sensible; les urines sont beaucoup plus limpides; la bronchite s'est amendée; les sifflements au larynx ont presque cessé. — Au 1er mars 1866, guérison déclarée.

Dans ce cas, cependant, il n'a été donné que 3 verres par jour au *maximum*. Voilà un beau triomphe pour les eaux du puits *Chomel*.

27ᵉ OBSERVATION. — *Cystite et prostatite chroniques.* — M. S..., lieutenant d'infanterie; 42 ans;

8.

tempérament sanguin; bonne constitution; entre
le 16 juillet 1865. Il avait contracté, il y a 4 ans,
une uréthrite, restée incomplètement guérie. Un
an après, il fut atteint, après une longue route,
de forte dysurie et d'engorgement de la prostate, don l'acuité céda à l'application de sangsues, aux boissons délayantes et aux onctions
mercurielles, mais qui persistèrent à l'état chronique. — A l'entrée, la prostate est un peu en-
gorgée et un peu douloureuse à la pression, la
miction est pénible, les urines laissent déposer
du muco-pus. Dans la crainte du retour de la
dysurie, nous prescrivons l'eau des *Célestins* coupée par moitié avec de l'eau commune, à la dose
de 3 à 6 verres par jour, et des bains 1/2 minéralisés prolongés. Après 39 jours de traitement, la
prostate n'est plus sensible, les urines sont beaucoup plus claires : l'amélioration est évidente.
— « Une guérison complète » est signalée au
1er mars de l'année suivante.

28e OBSERVATION. — *Cystite chronique avec
alternatives d'incontinence et de rétention.* —
M. H..., capitaine d'infanterie; 49 ans; lymphatique; bonne constitution; 6 ans d'invasion, par

suite d'uréthrite ; entre le 22 août 1865, après une crise de dysurie qui s'est dissipée sous l'influence d'un régime doux et des infusions de graines de lin. — En ce moment, période d'incontinence et de calme ; muco-pus abondant dans les urines. — Prescription : de 3 à 5 verres par jour aux *Célestins*; 31 bains 1/2 minéralisés ; 19 douches minérales sur le périnée ; infusion, de graines de lin mêlées d'eau de goudron. — Au départ, 30 septembre, miction régulière, ni incontinence ni rétention, urines un peu plus limpides : amélioration notable. — Au 1er mars 1866, « guérison complète. »

Il est rare qu'on arrive à de pareils résultats dans la pratique civile, où règne, chez les malades, l'absurde préjugé des 21 jours de traitement.

29e OBSERVATION. — *Incontinence d'urine.* — O..., cavalier de remonte ; 25 ans ; nerveux ; bonne constitution ; a eu des uréthrites ; porte une incontinence survenue spontanément, depuis 10 mois. — Prescription : 4 verres par jour à la *Grande-Grille* et au puits *Lardy*; 30 bains 1/2 minéralisés ; eau de goudron. — Sortie après 37 jours de traitement, avec cette note : « État satisfaisant, amélioration très-sensensible. »

30ᵉ OBSERVATION. — *Spermatorrhée et gravelle rouge.* — M. C..., lieutenant au 2ᵉ zouaves ; 37 ans ; nerveux ; constitution moyenne ; invasion, 5 ans ; entre le 8 juin 1863.—Il prend de 3 à 5 verres par jour au puits *Lardy*, et 31 bains minéraux. — Il présente au 25ᵐᵉ jour du traitement des urines alcalines , très-phosphatées : ce qui nous oblige de faire diminuer le nombre des verres. — Au départ, le 16 juillet, la spermatorrhée a cessé ; il n'y a pas eu d'émission de graviers. —Au 1ᵉʳ mars 1864, l'amélioration est confirmée. Les pertes séminales n'ont plus lieu.

31ᵉ OBSERVATION. — *Spermatorrhée.* — M. C..., capitaine au train des équipages ; 45 ans ; sanguin ; bien constitué ; éprouve une grande faiblesse des organes génitaux depuis 7 ans, avec pertes séminales quotidiennes. — Entre le 1ᵉʳ mai 1864 ; boit progressivement de 3 à 6 verres par jour au puits *Lardy* et prend 26 bains.— Est pris de douleurs sciatiques les 6 et 7 juin.—Au départ, après 39 jours de traitement, grande amélioration. — Au 1ᵉʳ mars de l'année suivante, « guérison complète » déclarée.

32ᵉ OBSERVATION. — *Catarrhe vésical, prostatite, spermatorrhée.* — M. G..., sous-lieutenant d'infanterie; 34 ans; lymphatique; bien constitué; invasion 4 ans, par cause blennorrhagique; a déjà été traité à Vichy en 1864, avec quelque soulagement. — Il entre le 16 juillet 1865 avec un engorgement de la prostate très-saillant et laissant admettre les grosses sondes et non pas les petites; des pertes ont lieu au moment des selles; les urines sont franchement catarrhales. — Prescription : de 3 à 5 verres au puits *Lardy*; 15 bains minéraux; 20 douches minérales au périnée. — Au 11 août, les pertes ont cessé. — Au départ, le 22 août, grande amélioration; les urines sont à peine troubles, la prostate n'est ni saillante ni sensible. — Au 1er mars 1866, l'amélioration se soutient.

Il est maintenant hors de doute, pour nous, que les eaux de Vichy sont des moyens efficaces contre la spermatorrhée, surtout quand elle est liée à l'état catarrhal de la vessie. Nous avons aussi obtenu des résultats très-satisfaisants du même genre dans notre clientèle privée.

33e OBSERVATION. — *Goutte*. — M. T..., lieutenant au 63e de ligne; 33 ans; tempérament sanguin; bonne constitution; 4 ans d'invasion; a eu son grand-père goutteux. Il accuse trois accès : — premier accès en décembre 1861, fixé au gros orteil du pied droit; a duré 8 jours; — deuxième accès en mars 1862; a attaqué les deux pieds et a duré 25 jours; usage de la liqueur Laville; calme pendant 15 mois; — troisième accès en janvier1865; a duré 5 semaines. — Enfin le malade a éprouvé des prodrômes d'accès en mai 1865; a pris alors la liqueur Laville, et dit avoir arrêté ainsi la marche d'une nouvelle attaque. — Bon état à l'arrivée, le 4 juin 1865. Prescription : 3 verres d'eau des *Célestins* doublés avec égale partie d'eau commune ; augmentation d'un verre également doublé tous les 5 jours, jusques au maximum de 5 verres pareils; bains 1/2 minéralisés quotidiens. — Le 14 juin, douleurs lombaires; remplacement des bains par des douches minérales dirigées sur les lombes. — Le 22 juin, douleurs passagères au pied droit : interruption du traitement pendant 2 jours. — Le 16 juillet, départ en bon état. — Au 1er mars 1866, « pas d'attaque nouvelle depuis le traitement de Vichy; état assez satisfaisant. »

M. T... n'est pas revenu à Vichy en 1866.

34e OBSERVATION. — *Goutte et rhumatisme goutteux.* — M. G..., capitaine d'état-major;

45 ans; tempérament nerveux; bonne constitution; parents maternels goutteux; 5 ans d'invasion; a éprouvé, de 1860 à 1863, 4 accès violents
aux pieds. — Saison à Vichy en 1863, suivie, en
1864, d'un faible accès. — Entréle 15 juillet 1865,
après un accès au genou droit assez fort. — Prescription : 2 demi-verres d'eau des *Célestins*, au
début; augmentation de 1 demi-verre tous les
3 jours; pas de bains. — Le 27 juillet, nouvelle
attqaue au genou droit. Prescription : eau de
Sedlitz; suspension du traitement minéral. — Le
29, la douleur continue; gonflement. Prescription :
potion avec teinture de colchique, 2 gr.; onctions
mercurielles belladonées; eau de gomme nitrée à
3 gr. — 2 août, la douleur diminue; la potion
est supprimée. — Le 7 août, l'accès a cessé:
reprise du traitement minéral, cette fois par
demi-verres doublés avec de l'eau commune. —
Le 23 août, départ en bon état apparent; 39
jours de présence, dont 29 de traitement thermal
— Le 1er mars 1866, « état satisfaisant; n'a pas
ressenti de nouvelles douleurs depuis le retour
des eaux. »

M. G... est revenu à Vichy en 1866 en parfait
état, sans avoir éprouvé la moindre atteinte gout-

teuse ou rhumatismale depuis le 27 juillet 1865.

35ᵉ OBSERVATION. — *Goutte et rhumatisme goutteux.* — M. L..., lieutenant de vaisseau; 51 ans; sanguin; bonne constitution; 17 ans d'invasion; parents rhumatisants. Etant aux Antilles en 1846, y a éprouvé une première atteinte de rhumatisme goutteux, intéressant les pieds et les genoux. — Fréquents accès de fièvre pendan 3 ans. — En 1849, usage de la médecine Leroy : 5 doses de vomitif et 20 de purgatif en 32 jours; depuis ce moment, calme jusqu'en 1864. — En 1864, crise de 2 mois : saison à Vichy la même année. — En janvier 1865, nouvel accès, moins violent que les précédents. — Retour à Vichy le 7 juin 1865. Prescription : de 3 à 5 verres par jour, doublés avec de l'eau commune; 15 bains. —A la sortie, après 33 jours, bon état apparent.— Au 1ᵉʳ mars 1866, « amélioration des plus manifestes; il n'y a pas eu de nouvel accès. »

M. L... n'est pas revenu en 1866.

36ᵉ OBSERVATION. — *Goutte et gravelle.* — M. D..., garde du génie en retraite; 53 ans; lymphatique; constitution de bonne apparence; 18 ans d'invasion; entre le 23 août 1865. Il avait eu la constance de venir à Vichy en 1850, 1852, 1854, 1856, 1861, 1863 et 1865. Les accès, primitivement très-intenses et très-fréquents (2 ou 3 par an), le devinrent beaucoup moins à mesure que de nouvelles saisons furent passées à Vichy. Il ne s'en présenta qu'un après la saison thermale de 1856, époque à laquelle disparut la gravelle, et il ne s'en présenta plus à partir de la saison de 1863. La saison de Vichy de 1865 n'est pour M. D... qu'une saison de reconnaissance, et se passe sans le moindre accident.

Nous avons cité, dans notre travail sur les *Incidents du traitement de Vichy*, l'observation de M. X..., intendant militaire, qui avait eu aussi la constance de venir à Vichy pendant 13 ans, et qui est aujourd'hui complètement guéri d'une goutte tenace et cruelle.

37ᵉ OBSERVATION. — *Engorgement du col de l'utérus, légère antéversion.* — Mᵐᵉ B..., de Marseille; 38 ans; lymphatique; bien constituée; mariée depuis 16 ans; a eu 3 enfants, le dernier il y a 5 ans, avec couches laborieuses. Depuis lors, douleurs lombaires, fatigues pendant la marche, sentiment de pesanteur dans le bassin, menstrues irrégulières, un peu de leucorrhée; a pris beaucoup de bains alcalins, et, à plusieurs reprises, de l'eau de Vichy transportée, avec un peu de soulagement. — A l'arrivée, le 20 juillet 1866, bonne apparence, assez bonnes digestions, douleurs lombaires, pesanteurs hypogastriques; le col de l'utérus, un peu porté en arrière, a son volume augmenté, offre quelques granulations au bas de la lèvre inférieure, et a la lèvre supérieure molle et un peu inégale; mucosités vaginales. Prescription : au début, 3 demi-verres à la source de la *Grande-Grille,* augmentés d'un demi-verre tous les trois jours, jusques au *maximum* provisoire de 6; bains 1/2 minéralisés prolongés; irrigations vaginales dans le bain. — Le 29 juillet, sentiment de chaleur et de pesanteur hypogastriques exagérés : coupage de l'eau minérale. — Le 2 août, retour des règles (un peu anticipé): interruption des bains et des irrigations. — Le 7 août, reprise complète du traitement. — Le 12 août, la leucorrhée a presque cessé ; le col est moins engorgé, les douleurs lombaires sont moindres, un peu de douleur sciatique. — Le 18, le col de l'utérus est normal, les forces sont rétablies, le flux vaginal a cessé, pas de douleur hypogastrique, simple sentiment de pesanteur au périnéé; départ.

38e OBSERVATION. — *Engorgement ovarique.* — Mme G..., de Bordeaux; magnifique apparence; lymphatique; 42 ans; 6 enfants; dernières couches il y a 4 ans; se plaint depuis lors de dysménorrhée, de tiraillements dans la cuisse gauche, d'une douleur sourde dans la fosse iliaque du même côté, et d'un peu de constipation. — A son arrivée, le 6 juin 1867, nous reconnaissons un engorgement assez notable de l'ovaire gauche, qui est de la grosseur d'un œuf de pigeon, et qui est un peu douloureux à la pression. Nous prescrivons : de 2 à 4 verres par jour à la source de la *Grande-Grille* progressivement, des bains 1/2 minéralisés, et des douches minérales dirigées en arrosoir sur la région des reins et la fosse iliaque gauche. — Un peu de fièvre thermale au 6e jour, avec légère augmentation de la douleur ovarique; réduction de moitié du nombre des verres, interruption des douches pendant 4 jours; 0,5 de magnésie calcinée à un des repas. — Au départ, après 33 jours, l'engorgement, la douleurs, les tiraillementset la constipation ont disparu.

Les engorgements simples des ovaires nous semblent aussi réductibles à Vichy que les engorgements des autres viscères abdominaux.

39ᵉ OBSERVATION.—*Stérilité, dysménorrhée, coliques hépatiques, embonpoint exagéré.* — Une jeune dame de Lyon; âgée de 24 ans; bonne constitution; tempérament lymphatique; d'un embonpoint exagéré; atteinte depuis quatre ans de dysménorrhée et de coliques hépatiques fréquentes, et mariée depuis 2 ans sans avoir d'enfant, prit les eaux de Vichy en 1852, guérit à Vichy même de sa dysménorrhée, vit, au bout de quelques mois, ses coliques hépatiques s'espacer, et devint mère au bout d'un an. Depuis cette époque, elle a mis au monde 3 autres enfants, elle n'a plus de coliques hépatiques, ses menstrues ont toujours été normales, et son embonpoint s'est régularisé.

40ᵉ OBSERVATION. — *Stérilité ovarite chronique, état hystérique.* — Nous avons vu une autre dame de 40 ans, habitant Bordeaux; jusques là stérile, d'un tempérament sec et nerveux; atteinte d'un engorgement ovarique double, de mélancolie et de légers phénomènes hystériques,

venir à Vichy en 1863, en partir en meilleur
état après une 'saison de 25 jours, conduite très
modérément à cause de l'état névropathique, et
mettre un enfant au jour, 11 mois après le
traitement.

§ III. — LES INDICATIONS SELON LES CONDITIONS HYGIÉNIQUES.

Rappelons-nous que, en étudiant le mode d'action des eaux, nous avons fait ressortir leurs pouvoirs excitant, altérant et définitivement tonique;
il est alors très-clair que les conditions hygiéniques dans lesquelles devront se trouver les malades au moment de leur traitement ne devront
porter aucune atteinte aux bons effets de ces
pouvoirs, soit en les atténuant, soit en les exa-
gérant, et devront au contraire les favoriser.
Examinons, à ces points de vue, les plus impor-
tantes de ces conditions.

Parmi les *tempéraments*, les tempéraments
mixtes sont, en thèse générale, les mieux dis-
posés pour le traitement; nous en dirons autant des tempéraments modérés. Mais, parmi les
quatre tempéraments sanguins, nerveux, bilieux

et lymphatique, les deux premiers sont les plus
aptes à la réaction sous l'influence excitante des
eaux, et, s'ils sont exagérés, ils en réclament
les plus faibles quantités.

Le premier réclamera les eaux minérales les
moins fortes et les moins ferro-arsénicales, et le
second les moins fortes aussi, mais les plus
ferro-arsénicales. Quant à l'influence du tempérament bilieux, elle sera en général favorable
au traitement thermal, attendu que les eaux de
Vichy, et notamment celle de la *Grande-Grille,*
sont d'excellents modérateurs de l'appareil biliaire. Le tempérament lymphatique, enfin, sera
loin de lui être défavorable, si l'on sait à propos
lui opposer les eaux arséniatées-ferrugineuses.

Nous avons observé les meilleurs résultats chez
les *constitutions* régulières, ou qui ne sont ni
trop fortes ni trop faibles. Les constitutions trop
fortes sont souvent trop disposées à l'excitation
sanguine et aux congestions actives; celles qui
sont trop faibles sont souvent trop disposées à
l'excitation nerveuse et aux congestions passives.
Il faudra donc, quand les unes ou les autres se
présenteront, imprimer au traitement les modifications que chacune d'elles aura réclamé.

Si le but du traitement est le rétablissement de la tonicité, l'état tonique *des âges* adultes les rendra les plus aptes à obtenir le bienfait des eaux; c'est évident.

Le *sexe* masculin, en général le plus fort des deux, supportera le mieux le traitement; mais le *sexe* féminin sera le plus impressionnable à son action. Aussi les femmes ne doivent pas boire autant d'eau que les hommes, et doivent cependant en espérer d'aussi bons résultats. Elles doivent surtout en espérer si elles ne sont pas en état de menstruation, de grossesse, d'allaitement ou de ménopause. En général, elles boivent un tiers de moins d'eau minérale que les hommes.

La variété des *idiosyncrasies* et des *dispositions héréditaires* fera considérablement varier les effets des eaux. Évidemment, à ces points de vue, les succès seront d'autant plus marqués, que l'action de ces eaux intéressera moins les organes qu'elles excitent de préférence, et viendra moins en aide aux diathèses établies.

Nous en dirons autant des *habitudes*. L'individu qui a des habitudes de sensation, de locomotion, de veille ou de sommeil calmes et régulières, est celui qui se trouvera le mieux du traitement thermal. N'oublions pas de signaler, à cet égard, les exercices réguliers de l'alimentation et de la digestion, une bonne pneumatose gastro-intestinale, un état de l'intestin qui ne doit être ni trop sec ni trop humide, les états réguliers de la circulation et de la respiration, les habitudes d'une bonne transpiration et d'une bonne miction et enfin un bon état mental. Le *sana mens* est indispensable, en effet, devant une médication aussi excitante que celle de Vichy.

Cependant les exercices gymnastiques modérés, les promenades au grand air, une diététique mixte assez substantielle et les distractions dans les meilleures conditions hygiéniques seront, quand elles viendront à l'encontre d'habitudes trop molles, d'excellents adjuvants du traitement.

Un bel *appareil musculaire*, sans pléthore, est toujours favorable aux indications.

Le malade qui arrive à Vichy ne doit pas se sentir *menacé* d'une nouvelle affection. Il ne doit pas être *convalescent* d'une des maladies que doivent aggraver les eaux de Vichy. C'est ce que nons ferons ressortir plus tard à propos des contre-indications.

Les *saisons* où le traitement réussira le mïeux seront celles où le froid et l'humidité auront le moins à nuire à l'action des eaux, où la trans-piration se fera le mieux, où les affections de poitrine se développeront le plus difficilement, où les douleurs rhumatismales seront en général déprimées, où les répercussions de l'extérieur à l'intérieur seront le moins à craindre, etc. Dès lors, la seconde partie du printemps, l'été et la première partie de l'automne seront les époques de prédilection pour les traitements thermaux.

Cependant, faisons observer que, dans le mi-lieu de la saison d'été, l'atmosphère est très-chaude et très-orageuse à Vichy, et que les susceptibilités nerveuses s'y réveillent avec la plus grande facilité, souvent avec concomittance de fièvre thermale. Aussi, un ancien médecin-inspecteur, le docteur Lucas, faisait-il fermer l'établissement thermal au mois de juillet. Cette mesure a été jugée trop radicale par ses suc-cesseurs. Mais il est certain qu'à ce moment de la

9.

saison la modération du traitement et une grande surveillance de ses effets sont des plus nécessaires.

Nous aurons à revenir sur toutes ces conditions hygiéniques à propos des contre-indications.

§ IV. — RÉSUMÉ.

Nous résumons la question des indications.

Les indications les plus formelles du traitement thermal sont afférentes, on vient de le voir :

Aux affections *dyspeptiques, gastralgiques et entéralgiques*, dans leurs périodes de sub-acuïté ou de chronicité, et c'est à tel point que, sur 920 cas de ces affections, nous n'avons rencontré que 102 cas à l'égard desquels l'emploi des eaux s'est montré inefficace ;

Aux *engorgements* sub-aigüs ou chroniques des *parenchymes abdominaux* (foie, rate, glandes mésentériques, etc.), avec ou sans cachexie paludéenne, parmi lesquels nous n'avons observé, sur 679 cas, que 89 cas traités sans bénéfice ;

A la *lithiase biliaire* et aux *coliques hépatiques*,

qui ne comptent que 15 résultats négatifs sur 121 cas traités ;

Aux diverses *gravelles urinaires*, accompagnées ou non de *néphrite* ou de *coliques néphrétiques*, vis-à-vis desquelles les eaux se comportent, soit comme des moyens aborptifs, soit comme des moyens expulsifs, et qui, sur 308 cas, ont pu nous présenter 283 résultats satisfaisants ou assez satisfaisants ;

Aux affections sub-aiguës ou chroniques de la *vessie (cystite, catarrhe)*, à propos desquelles nous mitigeons très-souvent les eaux de Vichy, et qui, sur 199 malades traités, témoignent de l'efficacité des eaux dans 168 cas guéris ou améliorés ;

Au *diabète sucré*, qui, quoique n'obtenant que fort peu de guérisons radicales, obtient cependant, sur 42 cas, 28 améliorations incontestables ;

Aux *engorgements utérins et ovariques*, qui, sur 23 cas de notre clientèle privée sur le compte desquels nous avons été renseignés, ne nous ont présenté que 5 cas sans amélioration ;

Aux *affections goutteuses* (goutte et rhumatisme goutteux), dont il faut craindre les retours d'accès à Vichy même, mais dont on prévient assez bien les récidives par le coupage méthodique des eaux,

et à l'égard desquels nous avons vu 174 malades,
sur 200, obtenir du traitement thermal de bons ou
d'assez bons effets ;

Aux rhumatismes articulaires enfin, dont 11 cas
sur 16 se sont montrés guéris ou améliorés.

Mais, nous ne saurions trop le répéter, aucune
des affections citées ne doit, pour pouvoir réclamer
l'emploi des eaux de Vichy, avoir atteint le degré
de la dégénérescence organique.

Les résultats statistiques obtenus ne laissent
aucun doute, on le voit, sur l'efficacité des eaux de
Vichy dans les diverses affections dont l'Académie
de médecine et le Conseil de santé des armées ont
recommandé le traitement dans cette station thermale. Ils en précisent d'une manière incontestable
les principales indications.

Quant aux affections diverses dont le traitement
à Vichy n'est pas encore formellement recommandé, nous pouvons signaler comme pouvant,
selon certaines conditions, y recevoir au moins un
soulagement, quelquefois la guérison, la chlorose,
l'anémie, quelques névropathies liées à des affections ordinairement traitées à Vichy, quelques
rhumatismes musculaires placés dans les mêmes
conditions, l'ascite consécutive aux engorgements

viscéraux, l'obésité, la polyurie, l'albuminurie, l'orchite chronique, l'uréthrite chronique, la prostatite, l'incontinence d'urine liée au catarrhe vésical, la spermatorrhée simple ou compliquante, la phlébite chronique, la leucorrhée, l'aménorrhée, la dysménorrhée et certains cas de stérilité. Les résultats assez heureux que nous avons obtenus, en effet, dans le traitement de quelques-uns de ces cas, peuvent bien, ce nous semble, devenir des motifs d'encouragement pour de nouvelles tentatives de ce genre.

Enfin, les conditions hygiéniques les plus favorables aux indications sont naturellement les tempéraments, les constitutions, les idiosyncrasies, les âges, les conditions de sexe, les conditions atmosphériques et enfin les habitudes diététiques, gymnastiques et psycologiques qui tendent le mieux au maintien de l'équilibre physiologique.

CHAPITRE V

Des Contre-Indications du Traitement de Vichy et de ses motifs de réserve

---

§ I. — CONSIDÉRATIONS THÉORIQUES PRÉLIMINAIRES

En faisant l'examen des divers composants des eaux de Vichy, et en nous rappelant les faits caractéristiques qui se rapportent aux divers incidents qui ont lieu pendant leur application, nous avons pu mettre en relief le triple pouvoir dont elles jouissent, leur pouvoir excitant, leur pouvoir altérant et leurs vertus reconstituantes et toniques. Eh bien! c'est encore la considération de ces pouvoirs que nous aurons à invoquer pour nous rendre compte de toutes les réserves qu'il y a à observer à l'égard des maladies qui peuvent se présenter à Vichy.

Il est d'abord aisé de voir, d'après le premier d'entr'eux, combien les conditions d'excitabilité, constitutionnelle ou acquise, intéressant, soit la généralité, soit une ou plusieurs parties de l'organisme, tendront à être mises en jeu par l'influence des eaux de Vichy, et combien dès lors pourront se présenter de cas où la crainte d'une excitation plus intense que celle qui existait auparavant chez le malade pourra mettre obstacle au traitement et tenir en éveil l'attention et la surveillance du médecin. Que les susceptibilités du sujet soient générales, elles feront toujours craindre leur réveil sous l'action d'un excitement général, tel que celui que savent provoquer les eaux, dès le début même de leur administration ; qu'elles soient locales, leur réveil sera d'autant·plus à redouter qu'elles intéressent les organes dont l'excitement par les eaux est généralement le plus à craindre. On sent donc bien à quelles investigations, à quelles précautions et à quelle constante sollicitude devra être soumis le malade de la part du conseiller médical qu'il se sera choisi.

Certes, le second pouvoir des eaux, leur pouvoir *altérant,* qui dérive de leur action chimique, est remarquable aussi par une action reconstituante exercée sur quelques composants du sang, particulièrement sur ceux qui constituent son sérum.

Mais, comme nous l'avons déjà fait remarquer, ce pouvoir ne tend-il pas aussi, par l'action de quelques-uns des composants des eaux, à la fluidification et à la dissolution de certains principes immédiats de l'organisme? Or, l'on conçoit encore combien, sous cette autre influence, certaines conditions permanentes ou passagères dans lesquelles le sang et les tissus auront déjà leur plasticité normale en défaut, pourront, au lieu de s'améliorer, s'aggraver. Nouveau sujet de sollicitude de la part du médecin.

Enfin, nous avons dit que les eaux de Vichy étaient, moyennant une bonne conduite du traitement, *reconstituantes* et *toniques :* eh bien! quoique cet effet puisse atténuer et même surmonter les effets de leur propre pouvoir dissolvant, et d'autres fois encore mettre fin à certains excitemennts congestifs ou nerveux, il n'en sera pas moins, dans certains cas de tonicité normale des individus (tempérament très-pléthorique, par exemple), une cause inutile ou même fâcheuse de tonification ? N'en sera-t-elle pas aussi une cause vaine ou fâcheuse dans les cas morbides aigüs', inflammatoires, pyrétiques ou névropatiques?

On peut donc voir, par ce coup-d'œil général

jeté sur les différents pouvoirs des eaux de Vichy, combien devront être fréquents les cas où leur emploi pourra être inopportun, ou, pour le moins, susceptibles d'une sage modération.

Il s'agit maintenant de les spécifier en les examinant, au triple point de vue de l'appréciation des états morbides, de la conduite du traitement clinique, et enfin des conditions hygiéniques dans lesquelles peuvent se trouver les malades.

§ II. — LES CONTRE-INDICATIONS ET LES MOTIFS DE RÉSERVE SELON LES ÉTATS MORBIDES

Les états morbides seront des contre-indications au traitement de Vichy, tantôt selon leur *nature*, et tantôt selon leur *siége*.

En ce qui a trait à leur *nature*, nous avons déjà, dans notre brochure sur les *Incidents du traitement thermo-minéral de Vichy*, émis, on se le rappelle, cette simple loi : « *Toute affection aiguë, un peu sérieuse, des systèmes sanguin et nerveux, présente une contre-indication à l'emploi des eaux de Vichy.* »

Il est clair que cette loi n'a été qu'une conséquence de ce fait que la plus grande partie des incidents qui se produisent à Vichy sont, d'après nos recherches statistiques et cliniques, des phénomènes d'excitation.

Dès lors, tout état fébrile, quelles qu'en soient la cause, la nature et les formes, tout état inflammatoire aigu, ordinaire ou spécial, toute congestion active, les accidents traumatiques, les plaies, la gangrène, les abcès, tout exanthème et toute dermatose plus ou moins aiguë, toute affection nerveuse en activité, soit congestive, soit douloureuse, soit spasmodique, soit délirante, et enfin tout état rhumatismal en période vive seront, alors même qu'ils intéresseront les organes dont les affections chroniques se traitent à Vichy, des motifs de contre-indications. Il est clair, nous le répétons, que l'action *excitante* des eaux rend seule compte de ces particularités.

A ces affections viendront se joindre les lésions qui, sans être récentes, entretiennent constamment en elles ou autour d'elles un foyer permanent d'irritation, un foyer que l'on peut, à la rigueur, considérer comme un état aigu sans cesse renouvelé; nous voulons parler des lésions tuberculeuses, strumeuses et cancéreuses, des dépôts

apoplectiques, de certaines indurations fibrineu-
ses, des corps étrangers pesants ou anguleux au
milieu des tissus et des ulcères de toute espèce.

D'autres contre-indications pourront provenir,
comme nous l'avons encore dit, des dangers de
l'action *fluidifiante* ou *dissolvante* des eaux minérales, et pourront avoir trait à des ramollissements
et à des amincissements de tissus, au rachitisme ;
à des ulcérations, à des hydropisies idiopathiques,
y compris l'œdème et l'anasarque idiopathiques, à
l'état scorbutique, à la cachexie syphilitique, et
surtout à des hémorrhagies soit nasales, soit pulmonaires, soit gastriques, soit intestinales, soit
utérines, soit rénales ou vésicales, soit enfin hé-
morrhoïdales.

Enfin, l'action *reconstituante* et *tonique* des
eaux pourra elle-même trouver des contre-indications formelles dans les états aigus pyrétiques ou
inflammatoires que nous avons signalés plus haut.

Mais ce n'est pas seulement d'après la nature
de ces affections que peuvent se juger les contre-
indications au traitement thermal ; elles peuvent
résulter encore du *siége* même de ces affections,
et nous allons nous expliquer sur ce point.

Voici ce que nous écrivions en 1864 (1) : « *Il faut redouter, à Vichy, toutes les affections de l'appareil nerveux cérébro-spinal, du cœur et des poumons.* Pourquoi? Parce que ces organes sont les organes spéciaux des systèmes nerveux et sanguin, et que l'excitement thermo-minéral, qui est général, résultant de l'introduction d'une certaine quantité d'eau minérale dans le sang, et puis de l'action de ce sang sur le système nerveux, n'est que l'exagération du conflit des deux systèmes. De sorte que, à affections égales, les organes spéciaux aux systèmes nerveux et sanguin seront plus sensibles à l'excitement thermo-minéral que les autres organes, et auront à le traduire avec plus de vivacité qu'eux. Quels seront les résultats de cette traduction? De grands dangers pour l'économie; car ces organes sont les organes essentiels à la vie, ceux qui constituent le *trépied vital* de Bordeu, ceux par les affections desquels on *meurt.*

On peut, sans de grandes craintes, porter l'excitement thermo-minéral sur un organe chroniquement affecté, quand cet organe, dépendant surtout

(1) Des Incidents du traitement thermo-minéral de Vichy, 2e édit., page 21.

de l'appareil nerveux ganglionnaire, appareil lent à s'exciter, ne participe pas directement à l'essence de la vie, et n'en est qu'un rouage éloigné, quoique nécessaire, et tels sont les organes sous-diaphragmatiques, ceux dont les affections se traitent à Vichy. Alors l'excitation, pour ainsi dire révulsive pour tout le reste de l'économie animale, se limite assez bien, et n'a d'écho dans les organes essentiels à la vie que lorsqu'elle est très-forte. Mais il n'en est plus de même quand ceux-ci, l'appareil nerveux cérébro-spinal, le cœur et les poumons, s'emparent d'emblée de l'excitation par suite de quelque affection antérieure, et lui donnent immédiatement des caractères dangereux, les caractères inflammatoires ou nerveux fixés sur les organes les plus délicats et les plus importants.

Ainsi, toutes les fois que, à Vichy, un malade sera porteur d'une affection cérébro-spinale se caractérisant par des phénomènes congestifs, inflammatoires, douloureux, vertigineux, délirants ou convulsifs ; toutes les fois qu'il manifestera une lésion cardiaque caractérisée par la douleur précordiale, l'oppression, l'augmentation assez considérable du volume du cœur, des bruits anor-

maux, des battements forts et tumultueux avec
ou sans œdème des extrémités, des syncopes fréquentes ou des imminences de syncope ; toutes les
fois enfin qu'il portera des signes de pneumonie,
de pleurésie, de bronchite aiguë ou chronique
assez intense, d'emphysème pulmonaire, de phénomènes asthmatiques, d'hémoptysie ou de phthisie pulmonaire ; dans tous ces cas, le malade aura
tout à craindre de l'emploi des eaux, et se trouvera,
s'il en fait usage, exposé aux plus graves accidents.

Si quelqu'une de ces affections est aiguë et
susceptible de guérison, il devra, avant d'entreprendre son traitement, attendre qu'elle soit complètement guérie, et guérie depuis un temps assez
long ; car, il ne faut jamais l'oublier, toute affection
aiguë ou chronique laisse, en s'éloignant, des susceptibilités organiques après elle...

Sans doute on traite tous les jours à Vichy, sous
condition d'une très-grande prudence, des malades atteints de certains phénomènes nerveux
dépendant de quelque affection de l'appareil
digestif, et tels sont des cas d'hypochondrie, des
migraines, des accidents vermineux, convulsifs, etc.; sans doute, des malades atteints de

quelque complication paralytique provenant de cause traumatique, de lésion de rameaux nerveux ou de rhumatisme, peuvent, comme nous l'avons vu quelquefois, traverser leur cure sans exaspérer cette complication; sans doute, on a cité des cas d'amélioration de légères hypertrophies du cœur ou de rétrécissements valvulaires, dont on a attribué la guérison *problématique* à l'action dissolvante des eaux bi-carbonatées; sans doute, on triomphe tous les jours de palpitations de cœur liées à l'anémie, à la chlorose ou à la cachexie paludéenne; sans doute enfin il ne faut pas considérer toute affection des voies respiratoires, et, par exemple, un léger catarrhe, comme une contre-indication formelle au traitement thermal; mais, disons-le bien haut, faire usage des eaux de Vichy, quand on porte des complications un peu sérieuses du côté du système nerveux, du cœur et des poumons, c'est jouer avec le feu.

Si ces complications sont réellement légères, si leur dernière manifestation date de loin, on pourra, nous l'admettons, entreprendre une cure motivée sur des affections plus sérieuses du côté du tube digestif, du foie, des voies urinaires, etc.; mais

à quelles conditions? A celles de la plus grande
modération dans l'emploi des eaux et de la plus
stricte surbordination aux exigences de la stratégie
médicale.

En quoi consistera donc celle-ci : *A atténuer,
par tous les moyens de l'art, l'influence des complications, pour permettre à l'affection traitée de
subir sans encombre les modifications nécessaires
à la guérison.*

Avouons-le, attaquer certaines affections par
une sorte de surexcitation, telle que celle que provoquent les eaux de Vichy, tout en se gardant d'en
surexciter d'autres qu'il est dangereux de surexciter, est une œuvre excessivement difficile et délicate, et qui réclame toute la perspicacité du médecin. En tout cas, la médecine possède, à cet égard,
d'assez grandes ressources matérielles.

S'il faut compter sur celles de la matière médicale, signalons surtout les médications purgative,
laxative, diurétique, narcotique, antiphlogisti-
que, etc., et les applications révulsives externes.
S'il faut compter sur les moyens de la petite chi-
rurgie, signalons les déplétions sanguines, les ven-
touses sèches ou scarifiées, et les exutoires de tout
genre. Mais comptons aussi sur les méthodes inhé-

rentes au traitement thermal lui-même, qui, selon les cas, sera modéré, interrompu, repris ou prolongé, qui sera limité tantôt aux bains et tantôt aux boissons, qui sera prescrit tantôt à l'eau minérale pure et tantôt à l'eau minérale coupée, et qui, d'autres fois, sera aidé de tout un appareil spécial, révulsif ou résolutif, celui des douches de tout genre. »

Les affections contre-indiquantes redoutables par leur siége peuvent être classées de la manière suivante :

Maladies du système nerveux : encéphalite, méningite, apoplexie sanguine, apoplexie séreuse, vertiges idiopathiques, vertiges symptomatiques assez intenses, ramollissement, induration, hydrocéphalie, hydrorachis, névrite, myélite, ataxie locomotrice, aliénation mentale, nostalgie idiopathique, delirium tremens, épilepsie, catalepsie, paralysie symptomatique, tétanos, chorée, hystérie assez intense, hypochondrie idiopathique, convulsions des enfants, eclampsie, névralgies actuelles idiopatniques et assez intenses.

Maladies du cœur : Péricardite, hydro-péricardite, endocardite, cardite, dilatation assez considérable, hypertrophie assez considérable, atrophie assez considérable, ramollissement.

Maladies des organes respiratoires : Affections inflammatoire, pseudo-membraneuse, œdémateuse ou ulcéreuse du larynx; bronchite aiguë assez intense, asthme et emphysème pulmonaire assez intenses; bronchite chronique assez intense, pneumonie, pleurite, pleurodynie assez intense, catarrhe pulmonaire assez intense, phthisie pulmonaire, apoplexie pulmonaire, œdème pulmonaire, hémoptysie, hydro-thorax.

A ces affections, joignons les maladies de l'appareil *musculaire*, notamment le rhumatisme musculaire assez intense, les maladies des *gros vaisseaux*, les maladies de la *peau* (sauf quelques dermatoses sèches), et les maladies des *os* par inflammation, carie, nécrose ou ramollissement.

On vient de le voir, les cas de contre-indication des eaux de Vichy sont nombreux. Mais, on vient de le voir aussi, nous avons eu le soin de tenir compte, pour plusieurs d'entr'eux, de l'*intensité* des affections qui les intéressent : d'où il résulte, heureusement, que plusieurs de ces cas ne sont, en définitive, que des motifs de grande modération et de grande surveillance dans le traitement, ce que nous avons appelé ses motifs de réserve, et peuvent donc, jusqu'à un certain point, permettre l'usage des eaux.

Ce sont de ces motifs que, d'après notre observation clinique, nous allons donner, dès à présent, quelques exemples.

§ III — LES CONTRE-INDICATIONS OU LES MOTIFS DE RÉSERVE SELON LA CLINIQUE (OBSERVATIONS).

Nous n'avons l'intention, dans ce paragraphe, que d'exposer les modes de réserve ou de modération du traitement thermal, tels qu'ils ont été suggérés à notre pratique par certains cas d'incomplète contre-indication. Quant aux nombreux cas d'absolue contre-indication de l'emploi des eaux qui ont pu se présenter aussi, il doit nous suffire d'en avoir exposé plus haut et les motifs et la nomenclature. Il serait, en effet, oiseux, puisqu'il n'y a pas eu, à leur égard, d'application du traitement, d'en donner les détails.

41ᵉ OBSERVATION. — *Dyspepsie acescente, état névropathique général.* — M. M..., de Poitiers;

35 ans; tempérament nerveux; atteint depuis 6 ans de pyrosis fréquents, de névralgies erratiques et de surexcitation générale; commence son traitement le 3 juillet 1869; est pris d'affreux pyrosis après les premiers verres de boisson, même bus à faibles doses, et, d'après nos conseils, cesse le traitement thermal au bout de 4 jours. Il prendra, immédiatement avant chaque repas, des prises de sous-nitrate de bismuth, de magnésie calcinée et d'extrait thébaïque. Ce conseil lui est profitable; il part soulagé au bout de 12 jours.

L'action excitante des eaux nous a semblé, dans ce cas, s'être portée d'emblée sur la sécrétion du suc gastrique; fait qui se présente assez souvent chez les tempéraments nerveux, et dont nous pourrions donner d'autres exemples.

42ᵉ OBSERVATION. — *Dyspepsie gastralgique, état hystériforme.* — Mˡˡᵉ B..., d'Amiens; 28 ans; tempérament très-nerveux; constitution un peu faible; 4 ans d'invasion; arrive le 16 juin 1866, portant une dyspepsie gastrique douloureuse, s'accompagnant fort souvent de bouffées de chaleur (vapeurs), de boule hystérique, de sentiment

de tiraillements de la langue et de surexcitation
générale. — Comment donner de l'eau de Vichy
à cette malade sans réveiller les phénomènes
névropathiques? Nous lui prescrivons, avec un
régime doux, mais substantiel, de 2 à 4 quarts
de verres de la source de l'*Hôpital*, donnés progressivement et doublés d'eau commune, et nous
la soumettons à un traitement hydrothérapique.
Elle part au bout de 20 jours, sans avoir éprouvé
le moindre accident, se disant plus forte et décla-
rant une légère amélioration dans l'état de ses
digestions.

43ᵉ OBSERVATION. — *Dyspepsie flatulente, gastralgie par crises, accompagnées de migraines et
de vertiges.* — Mᵐᵉ D..., de Nantes; 40 ans; tempérament lymphatique nerveux; se plaint depuis
18 mois de mauvaises digestions, de flatulences,
de gastralgie dont les crises reviennent tous les
15 jours, d'alternatives, de constipation et de diarrhée, de quelques pertes blanches, d'insomnie,
et des phénomènes nerveux signalés plus haut.
—Fallait-il, à cause de ceux-ci, refuser à cette malade les eaux de Vichy? En les voyant si bien liés
à une affection de l'estomac, nous n'avons pas

hésité : nous avons débuté par de très-faibles
doses d'eau de l'*Hôpital;* les bains (1/2 minéralisés) ont été pris un peu frais ; la constipation,
déclarée au début, a été combattue par de faibles
doses de sulfate de soude ; et, graduellement, nous
avons vu que, à mesure que la dyspepsie s'améliorait, les phénomènes nerveux s'amendaient. —
Soulagement notable au départ.

44ᶜ OBSERVATION. — *Dyspepsie vertigineuse et
somnolente, diathèse urique.* — Mᵐᵉ D..., femme
d'un officier de l'armée, est restée 8 ans en Afrique, et en est revenue il y a trois ans. Elle a
37 ans, un tempérament très-nerveux et une
constitution affaiblie. Ses digestions sont surtout
pénibles le matin, s'accompagnant de sentiment
de pesanteur épigastrique, de malaise général, et
tantôt de vertiges, tantôt de somnolence. Elle
présente quelques concrétions tophacées au genou ; ses urines sont souvent briquetées, et elle
souffre de fréquentes migraines.— Que faire pour
ne pas mettre en éveil les dispositions névropathiques ? Nous prescrivons 4 quarts de verre
par jour à la source de l'*Hôpital,* en recommandant de n'augmenter cette dose que de 1 quart

de verre tous les 4 jours; après 8 jours, la boisson du soir sera prise au puits *Lardy ;* des bains
1/2 minéralisés quotidiens seront pris un peu
frais; des douches minérales chaudes seront dirigées sur les extrémités inférieures; enfin, un
demi gramme de magnésie calcinée sera pris
avant chaque repas. — La migraine ne s'est reproduite que deux fois pendant le traitement; les
digestions se sont par degrés améliorées, et, au
24ᵉ jour de traitement, les vertiges et la somnolence ont à peu près disparu; départ.

C'est encore à l'amélioration de l'état des voies
digestives que nous attribuons celle de l'état nerveux.

45ᵉ OBSERVATION. — *Dyspepsie flatulente, douleurs lombaires, rhumatisme goutteux, légères
congestions céphaliques.* — M. Z..., de Nîmes;
45 ans; tempérament sanguin; constitution forte;
invasion 18 mois; arrive le 7 juillet 1868, se
plaignant de flatuosités, de borborygmes, de douleurs lombaires sourdes permanentes, de fréquentes lourdeurs de tête avec bourdonnements
dans les oreilles, et d'un peu d'incertitude dans
la marche. Il a eu des douleurs aux orteils (ascen-

dants goutteux). — Prescription au début :
2 demi-verres par jour à la source de l'*Hôpital,*
augmentation de 1 demi-verre par jour, de 3 jours
en 3 jours, jusques au *maximum* de 6 demi-
verres; une cuillerée à café de magnésie calcinée
au commencement de chaque repas; bains
1/2 minéralisés un peu frais; douches minérales
aux lombes. — Pas d'accidents du côté de la tête
pendant le traitement. — Au départ, après
22 jours, amélioration des digestions; tête plus
dégagée; fixité de la marche; diminution des
douleurs lombaires.

C'est, comme on vient de le voir, la méthode
révulsive et dérivative qui a permis, dans ce
cas, de compléter le traitement thermal.

46e OBSERVATION. — *Dyspepsie vertigineuse,*
état névropathique général, légère hypertrophie
du cœur. — M. F..., peintre en bâtiments, à
Orléans; 37 ans; nerveux; constitution sèche et
délicate; a eu des maladies syphilitiques, il y a
15 ans, qui ont été traitées par le mercure; a eu,
il y a six ans, la colique de plomb; présente encore un léger liseré gengival, et a de mauvaises
dents; il a le cœur un peu gros : est atteint de

dyspepsie vertigineuse; éprouve des agacements;
est très surexcité par l'odeur de la térébenthine,
et ne peut supporter ni le vin ni les excitants
d'aucun genre. — Quelle modération ne faudra-t-il
pas dans ce traitement? — Prescription à l'arrivée, le 10 juillet 1869 : 2 demi-verres d'eau de
l'*Hôpital* par jour, au début; augmentation d'un
demi-verre tous les 3 jours, jusques au *maximum*
de 6; bains 1/2 minéralisés quotidiens; régime
animal. — Grande amélioration, au départ, après
28 jours, l'état nerveux est presque calmé, les
digestions se font beaucoup mieux.

M. F... revient à Vichy en 1870; la transforma-
tion est complète : forces, bon teint, rares vertiges, assez bonnes digestions.

47ᵉ OBSERVATION. — *Dyspepsie gastrique vertigineuse, engorgement du foie.* — M. J..., inspec-
teur des contributions directes dans le centre de
la France; 57 ans; nerveux; constitution assez
bonne; arrive le 27 juillet 1868, anémié, surexcité, porteur d'une dyspepsie avec sentiment
de plénitude épigastrique et des vertiges; son
foie est légèrement engorgé; son teint est légèrement ictérique; sa vessie est paresseuse; il a

une constipation habituelle. — Prescription : de 2 à 4 demi-verres par jour à la source de l'*Hôpital*, progressivement ; partage avec le puits *Lardy*, après 10 jours ; 5 grammes de sulfate de soude, tous les jours, dans le premier demi-verre ; bains 1/2 minéralises un peu frais ; douches minérales chaudes dirigées sur les extrémités inférieures ; promenades fréquentes. — Quelques vertiges ont encore eu lieu dans les premiers jours du traitement ; ils ont disparu au 15me jour, dès que les selles se sont trouvées régulières. — Au départ, le 22 août, moins d'anémie ; calme nerveux ; digestions moins pénibles ; pas de vertiges ; foie réduit ; teint meilleur.

48e OBSERVATION. — *Dyspepsie gastralgique et migraines.* — M. M..., habitant des îles Canaries ; 32 ans ; très-nerveux ; amaigri ; grand fumeur de cigares ; arrive le 17 juillet 1868, se plaignant d'inappétences, de digestions douloureuses, de migraines et de névralgies fréquentes ; il a souvent, en outre, de la diarrhée.— Ces trois derniers phénomènes réclament des ménagements à l'égard de l'usage des eaux : nous prescrivons 3 demi-verres par jour au début, en recommandant de

n'augmenter cette dose que de 1 demi-verre tous
les 4 jours, jusques au maximum de 6 demi-
verres; partage entre la source de l'*Hôpital* et le
puits *Lardy;* bains demi minéralisés quotidiens;
usage de 1 gramme de sous-nitrate de bismuth
avant chaque repas; réduction du nombre des
cigares à 2 par jour. — Au départ, après 24 jours,
l'appétit est revenu, les digestions sont moins
pénibles; les migraines sont plus rares et moins
violentes; la diarrhée a cessé.

49e OBSERVATION. — *Dyspepsie, diarrhée, état
névropathique.* — Mme de M..., habitant la
Vendée; 49 ans; tempérament nerveux; 18 mois
d'invasion; arrive le 20 juillet 1868. Elle se plaint
de mauvaises digestions, de diarrhée, de faiblesse
générale, de douleurs vives au fondement, y suppose un cancer, et est dans la plus grande inquié-
tude à cet égard. Nous ne reconnaissons qu'une
légère tumeur hémorrhoïdale au fondement; le
teint est excellent. — Il s'agit donc de traiter l'état
dyspeptique, tout en tâchant de soulager, s'il se
peut, l'état névropathique. — Prescription : de 2
à 6 quarts de verre par jour à la source de l'*Hôpital,* progressivement; bains demi-minéralisés

quotidiens ; 2 paquets de poudre antidyspeptique
à la magnésie, au sous-nitrate de bismuth et au
sulfate de morphine avant chaque repas ; onction
d'onguent populéum morphiné au fondement. —
Départ, le 14 août, dans un calme parfait ; la
diarrhée a cessé ; les digestions ne sont qu'un
peu pénibles.

Nous revoyons M. M... l'année suivante ;
l'amélioration s'est maintenue, quoique quelques
inquiétudes se manifestent encore : nouveau trai
tement ; départ dans le calme.

50ᵉ OBSERVATION. — *Dyspepsie avec phéno-*
mènes névropathiques et cardiaques. — M. M...,
officier de la marine anglaise ; 49 ans ; tempérament lymphatique ; constitution un peu affaiblie ;
est atteint depuis 9 ans de dyspepsie flatulente,
d'alternatives de constipation et de diarrhée,
d'anémie et d'arrêt de la 6ᵉ pulsation du pouls
et du cœur. Il y a chez le malade un état névropathique général caractérisé et de la mélancolie.
— Il s'agit de combattre les phénomènes dyspeptiques et de triompher de l'anémie, sans aggraver
l'état des systèmes nerveux et circulatoires. A
l'arrivée, le 4 juin 1868, nous prescrivons, le

matin, 2 quarts de verre à la source de l'*Hôpital*, et le soir, 2 quarts de verre au puits *Lardy*, un régime substantiel peu excitant, du vin de Bordeaux, quelques bains 1/2 minéralisés et quelques promenades en voiture. 1 nouveau quart de verre d'eau minérale est donné tous les 4 jours. — Au 10e jour du traitement, le teint commence à se colorer, les forces reviennent, la tristesse diminue ; aucun incident ne s'est présenté. — Au départ, après 22 jours, les digestions se font mieux, le pouls et le cœur battent normalement, l'état nerveux est plus calme. La modération dans les doses, qui n'ont pas, en dernier lieu, dépassé 8 quarts de verre par jour, les a fait supporter, comme on l'a vu, sans le moindre accident.

Nous ne nous attendions certes pas, dans ce cas, à voir se régulariser d'une manière aussi prompte les systèmes circulatoire et nerveux. Est-ce à la régularisation des digestions et dès lors à l'influence ascendante du pneumo-gastrique, est-ce à l'action directe de l'eau de Vichy, et est-ce, dans ce dernier cas, à l'influence ferro-arsénicale de cette eau qu'il faut rapporter ces modifications ? Nous ne savons. Constatons du moins ces heureux résultats.

11

51ᵉ OBSERVATION. — *Dyspepsie dyspnéique, céphalalgies fréquentes.* — M. T..., commis d'une maison de commerce, à Nantes; 31 ans; bilieux nerveux; 4 ans d'invasion; arrive le 18 juillet à Vichy, se plaignant de perte d'appétit, et, après les repas, d'oppression et d'essoufflement, avec obligation de marcher. — Nous faisons débuter par 3 demi-verres à la source de l'*Hôpital* et augmenter d'un demi-verre tous les 4 jours, jusque au *maximum* de 6 demi-verres; pas de bains; 5 grammes de sulfate de soude dans le 1ᵉʳ demi-verre de boisson minérale, quoiqu'il n'y ait pas de constipation. — Amélioration progressive pendant le traitement. — Bon état au départ, après 23 jours de séjour.

Comme on le voit, il a suffi d'un peu de modération dans l'usage des eaux et d'une dérivation légère, mais permanente, portée sur le tube digestif, pour triompher de ce cas.

52ᵉ OBSERVATION. — *Dyspepsie flatulente et vertigineuse, légère hépatite.* — M. B..., de Villefranche (Rhône); 32 ans; sanguin bilieux; 6 ans d'invasion; a eu autrefois des migraines. Il se présente, le 19 juillet 1868, éprouvant, après chaque digestion, un gonflement épigastrique, des éructations, des régurgitations, et assez souvent des tournoiements de tête. Il accuse en outre, depuis 4 mois, un point douloureux sur la région du foie, qui, en effet, est légèrement engorgé. — Nous prescrivons graduellement de 2 à 8 quarts de verres par jour à la source de l'*Hôpital,* des bains 1/2 minéralisés un peu frais, 5 grammes de sulfate de soude à prendre tous les matins dans un verre d'eau, et, après chaque repas, une cuillerée à bouche de charbon de Belloc. — La modération de ce traitement permet de l'effectuer sans incident. — Au départ, après 23 jours, les digestions se font mieux ; les vertiges ont à peu près cessé, et le foie est indolore et à peu près dégorgé.

53e OBSERVATION. — *Dyspepsie gastro-intestinale, éblouissements assez fréquents, douleurs rhumatismales.* — M. le général X..., 60 ans ; nerveux, bilieux ; petite taille ; bonne constitution ; 8 ans d'invasion ; nombreuses campagnes ; aujourd'hui attaché au ministère de la guerre ; vient à Vichy chaque année depuis 4 ans, et en a retiré une très-notable amélioration, en ayant soin, d'après nos conseils, de faire chez lui de

longs et fréqents usages de l'eau de Vichy transportée, du vin de quinquina et du charbon de
Belloc. — A sa quatrième visite à Vichy, le
22 août 1869, son état dyspeptique, surtout caractérisé par les pesanteurs et la constipation, est
beaucoup moins pénible, son teint s'est coloré,
ses forces sont revenues, ses éblouissements sont
beaucoup moins fréquents; mais il éprouve une
douleur et quelquefois de l'engourdissement dans
le membre supérieur droit. — Nous attaquons
encore l'état dyspeptique en ménageant et la tête
et les membres rhumatisants, en les soulageant
s'il se peut. — Prescription : au début, 2 demi-
verres à la source de l'*Hôpital,* augmentation
d'un demi-verre tous les 3 jours, jusque au
maximum de 5 demi-verres; mélange quotidien
de 5 grammes de sulfate de soude au 1er demi-
verre; douches minérales quotidiennes sur le
membre souffrant; nouvel usage du vin de quinquina. — Pas d'accident pendant le traitement.
— Au départ, après 22 jours, continuation de
l'amélioration. Nous recommandons encore l'usage
du charbon de Belloc et des eaux de Vichy transportées; à prendre par 2 séries de 20 jours dans
l'année.

54ᵉ OBSERVATION. — *Constipation opiniâtre;
légère commotion cérébrale.* — M. T..., négo-
ciant à Paris; 45 ans; bilieux; bien constitué;
15 ans de constipation; mélancolique; dysurique
dans les jours de forte constipation; a fait, il y a
15 jours, une chûte sur le coccyx, qui a provoqué quelques étourdissements. — Arrivé à Vichy
le 21 août 1869; il dit se ressentir, depuis sa
chûte, de quelques maux de tête, il est triste,
porte une teinte ictérique et ne présente pour-
tant rien de particulier du côté du foie. — Ce cas
est embarrassant à cause du récent accident. —
Nous prescrivons, pour le 1ᵉʳ jour, un purgatif,
et nous conseillons, pour chacun des jours suivants, 2 quarts de verre d'eau de la *Grande-
Grille,* que l'on aura le soin de doubler avec
de l'eau commune, 5 grammes de sulfate de
soude à prendre tous les jours dans un verre
d'eau, un bain 1/2 minéralisé un peu frais, une
douche minérale chaude dirigée sur les membres
inférieurs et de fréquentes promenades. — Au
8ᵉ jour, la céphalalgie a à peu près cessé; le
ventre est plus libre; les doses de boisson sont
portées au double; l'emploi du laxatif est con-
tinué. — Au 12ᵉ jour, le bien-être, le teint et la

gaîté sont revenus; la quantité de boisson est portée à 8 quarts de verre coupés; le sulfate de soude n'est pris que tous les 2 jours. — Le 12 septembre, départ avec une grande amélioration du côté des digestions; nous prescrivons l'usage habituel du charbon de Belloc.

55ᵉ OBSERVATION. — *Dyspepsie acescente, crise d'hémoptysie, il y a 4 mois.* — Nous recevons, le 10 juin 1869, Mᵐᵉ D..., femme d'un officier de marine en résidence à Brest; 35 ans; tempérament sanguin; très-forte constitution; atteinte de dyspepsie acescente depuis 2 ans, mais ayant été atteinte, il y a six mois, d une hémoptysie assez intense. — Un médecin lui a conseillé un traitement à Vichy; un autre l'en avait dissuadée; nous percutons une poitrine large et partout d'une sonorité normale, et nous oscultons des poumons en parfait état : pas de toux, pas d'oppression : nous conseillons donc aussi les eaux de Vichy.— Prescription: au début, 2 quarts de verre au puits *Chomel*; on augmentera cette dose d'un quart de verre tous les 3 jours, jusqu'au *maximum* de 6 quarts; on ne prendra pas de bains, et l'on observera un régime léger. — Après 10

jours de traitement, pas d'accidents : on passe à
la source de l'*Hôpital*, dont on finit, à notre insu,
par prendre 3 verres. — Très-bon état au départ,
au bout de 21 jours.

Il s'était agi il y a 6 mois d'une hémoptysie plé-
thorique : il ne fallait donc que de grandes réserves
de traitement et un régime léger pour empêcher
le retour de l'accident. Nous n'aurions certainement rien tenté s'il s'était agi d'une hémoptisie
tuberculeuse, ulcéreuse ou autre.

56ᵉ OBSERVATION. — *Engorgement du foie, dyspepsie, 3 crises épileptiformes.* — M. M.. de Marseille; 27 ans ; bilieux nerveux; est atteint depuis un an, d'un engorgement du foie, tel que
l'organe dépasse les fausses côtes de 4 travers de
doigts; teinte ictérique générale; tâches hépatiques ; digestions assez pénibles. Mais, de plus,
M. M... a été atteint, depuis 6 mois, de 3 crises
imitant, d'après M. le docteur S..., des accès épi-
leptiques, auxquelles on a opposé l'emploi du
bromure de potassium avec un certain succès,
puisque la dernière crise, qui a eu lieu 3 semaines
avant le départ pour Vichy, a été plus faible que
les autres. Le malade se plaint de ne pouvoir

supporter que difficilement la lumière artificielle.
—Prescription : continuation de l'usage du bromure de potassium (0^{gr} 5 par jour) ; vin de quinquina ; eau de la *Grande-Grille*, à raison de 2 quarts de verre par jour doublés avec de l'eau commune; recommandation de n'augmenter d'un quart de verre que tous les 3 jours ; bains 1/2 minéralisés un peu frais. — Après 28 jours de traitement, le foie ne dépassait le rebord des fausses côtes que de 1 centimètre et demi , l'ictère avait à peu près disparu, les digestions se faisaient bien et aucun accident nerveux n'avait eu lieu.

Nous revoyons M. M... l'année suivante à Vichy: son foie est à peine sensible à la pression et ne descend guère que d'un centimètre au dessous de la base du thorax ; le teint est meilleur; aucune crise nerveuse ne s'est manifestée pendant l'année; un nouveau traitement remet tout en ordre.

Nous attribuons la guérison de l'hépatite à l'usage des eaux de Vichy et celle des crises nerveuses à l'emploi du bromure de potassium.

57e OBSERVATION. — *Dyspepsie, engorgement du foie, angine de poitrine.* — M. M... des environs d'Orléans; 45 ans; bien constitué; nerveux; arrive le 16 juin 1868. Il a éprouvé il y a quelques années des crises d'angine de poitrine, qui se sont arrêtées depuis 2 ans, mais qui paraissent parfois imminentes. Les digestions sont pénibles, légèrement oppressives, et le foie est sensiblement engorgé, débordant les fausses côtes d'environ 2 travers de doigt. — Nous prescrivons 2 demi-verres d'eau de la *Grande-Grille* au début, avec recommandation de n'augmenter d'un demi-verre que tous les 5 jours, jusqu'au *maximum* de 6 ; bains 1/2 minéralisés quotidiens; — séance quotidienne d'inhalation d'acide carbonique. — Le 24 juin, légère oppression.— Le 8 août, départ, avec un soulagement marqué du côté des voies digestives et un léger dégorgement du foie.

M. M... est revenu à Vichy en 1869 et 1870. Les crises d'angine de poitrine n'avaient pas reparu; les digestions s'étaient fortement améliorées, et, en dernier lieu, le foie avait presque repris son volume normal.

58ᵉ OBSERVATION. —*Dyspepsie gastralgique, hépatite chronique, coliques hépatiques, anémie, palpitations de cœur, goutte tophacée, souvent*

II.

recrudescente. — M. M... manufacturier anglais ; 52 ans ; lymphatique ; grand et large ; 8 ans d'invasion ; arrive le 17 août 1869, avec teint blafard, face infiltrée, voix altérée, digestions douloureuses, foie débordant les fausses côtes de 2 centimètres, palpitations de cœur au moindre mouvement, tophus nombreux aux doigts et aux orteils dont plusieurs sont déformés, et marche très-pénible ; n'a pas eu de coliques hépatiques depuis 3 mois ; a eu un accès de goutte assez violent il y a un mois. — Prescription au début, 2 demi-verres, par jour, à la source de la *Grande-Grille* doublés avec égale partie d'eau commune ; augmentation d'un demi-verre doublé tous les 3 jours, jusqu'au *maximum* de 6 demi-verres doublés ; pas de bains ; vin de quinquina ; régime substantiel et tonique ; maintien de la liberté du ventre avec une cuillerée à café de magnésie calcinée, avant un des repas ; au bout de 8 jours, usage du puits *Lardy* le soir. — Amélioration progressive pendant le traitement — au départ après 33 jours, le teint s'est coloré, les forces se sont assez relevées, les mouvements sont plus libres ; nous surprenons notre malade sautant devant son hôtesse ; les digestions se font bien ;

le foie ne dépasse que d'un centimètre le rebord des fausses côtes; nous comptons sur de bons effets consécutifs.

Retour de M. M... en 1870, dans un état presque prospère; teint assez coloré, bonnes digestions, pas d'accès dans l'année, tophus moins volumineux, marche plus assurée, foie presque réduit. Un nouveau traitement produit une nouvelle amélioration.

59ᵉ OBSERVATION. — *Engorgement du foie, goutte, emphysème pulmonaire.* M. P... prêtre Irlandais; 53 ans; sanguin; de belle apparence; arrive le 4 août 1868, atteint d'engorgement assez considérable du foie, de goutte chronique tophacée et d'emphysème pulmonaire qui provoque à intervalles assez rapprochées des phénomènes asthmatiques. – Que faire? Tàcher de soulager les affections traitables à Vichy, sans réveiller l'asthme. Nous y parvenons en donnant de faibles quantités d'eau minérale au puits *Chomel* (de 2 à 5 demi-verres par jour graduellement), en faisant faire tous les matins une inhalation d'acide carbonique et en donnant tous les jours 0ᵍʳ 002 d'arséniate d'antimoine. — Aucun incident ne se déclare pendant le traitement, si ce n'est quelques légers phénoménes habituels d'oppression pendant la nuit. — Le foie a diminué de volume après 24 jours de traitement.

60ᵉ OBSERVATION. — *Coliques hépatiques, emphysème pulmonaire.* — M. R... de Paris; 60 ans; tempérament nerveux ; constitution sèche ; était venu l'an dernier à Vichy où nous l'avions traité pour des coliques hépatiques qui dataient de 4 ans. Il n'a éprouvé, depuis lors, qu'une crise légère : mais il porte, depuis 15 ans, un emphysème pulmonaire dont les symptomes asthmatiques revenaient autrefois toutes les nuits et que M. le docteur Joanne a su d'une manière remarquable pallier. Le moyen employé a consisté à faire prendre tous les matins, depuis 11 ans, 1ᵍʳ d'iodure de potassium. Quand le malade omet d'en prendre il est sûr de passer une mauvaise nuit, son oppression est considérable, sa respiration est sibilante, il est obligé de passer la nuit debout. — Nous n'avons prescrit à M. R..., cette année comme la précédente, que de faibles doses d'eau de la *Grande-Grille* et la continuation de l'usage de l'iodure de potassium. Il s'en est parfaitement trouvé.

61ᵒ OBSERVATION. — *Hépatite, coliques hépatiques, hypertrophie du cœur, anémie.* — M. de X... officier aux zouaves pontificaux ; 36 ans ; nerveux ; constitution amaigrie ; a contracté à Rome, il y a 2 ans, une hépatite légère avec coliques biliaires fréquentes ; mais il est atteint de laryngite chronique, quelquefois manifestée par des extinctions de voix, et d'une légère hypertrophie du cœur provoquant assez souvent des palpitations ; il y a en outre de l'anémie. — Nous agissons par les bains, par les douches sur la région hépatiques et par l'usage de quart. de verre d'eau de la *Grande-Grille* et du puits *Lardy* que nous n'élevons que très-lentement au *maximum* de 10. Le traitement se fait sans encombre, sauf quelques légères palpitations. Le malade part soulagé et moins anémié, après 24 jours de cure, (saison de 1868).

C'est à la seule modération des doses d'eau minérale que nous avons dû, dans ce cas, le maintien du calme de l'appareil circulatoire.

62ᵉ OBSERVATION. — *Engorgement du foie, grande dureté de l'organe, cuissons urètrhales.* — M. S... d'Orléans ; 62 ans ; malade depuis 5 ans :

arrive le 16 juin 1869, atteint d'un engorgement considérable du foie; l'organe est très-dur, douloureux à la percussion; il y a de l'ictère clair, inappétence et constipation; une cuisson très-désagréable se fait en outre sentir dans le canal de l'urèthre pendant la miction; les urines sont limpides et brunes.— Le médecin traitant a craint un carcinôme du foie; nous faisons néanmoins quelques tentatives. — Prescription : de 2 à 6 demi-verres d'eau de la *Grande-Grille*, doublés avec de l'eau commune progressivement; 5 ^{gr} de sulfate de soude dans le 1er verre, tant que dure la constipation; bains quotidiens demi-minéralisés. — Au bout de 10 jours, la cuisson uréthrale a cessé, le teint s'est un peu coloré, le foie est moins dur et moins douloureux, nous cessons le coupage de l'eau. — Au départ le 6 juillet, le foie est à peu près réduit au volume normal, le ventre est libre, le teint est bon.

63e OBSERVATION.—*Squirrhe probable du foie.*— Pendant la saison de 1864, il se présente à nous une pauvre femme de 50 ans se disant malade depuis 8 ans et portant un foie énorme, qui descend jusqu'à deux centimètres au dessous de l'ombilic. Cet organe est indolore, dur comme du bois, et présente de bas en haut les dispositions d'un escalier dont nous distinguons 3 marches, les supérieures étant les plus saillantes. Nous communiquons ce cas à notre confrère, M. le docteur Sénac, et, pensant avoir affaire à une induration squirrheuse nous convenons ensemble de renvoyer la pauvre malade chez elle, sans lui permettre l'usage des eaux.

64ᵉ OBSERVATION. — *Engorgement du foie, hypertrophie du cœur.* — M. P... de Genève, étudiant de 17 ans ; sanguin ; impressionnable ; d'assez forte apparence musculaire ; nous arrive le 15 juillet 1869, avec un engorgement considérable du foie dont le bord antérieur descend jusqu'à 2 doigts au-dessus de l'ombilic et qui date de 6 mois : teinte ictérique prononcée ; digestion gastrique assez bonne ; constipation habituelle. Mais, de plus, M. P... est atteint, par hérédité paternelle, d'une hypertrophie notable du cœur, dont les mouvements, habituellement assez forts, deviennent tumultueux pendant les exercices. — Il s'agit, de traiter l'affection du foie sans provoquer les susceptibilités du cœur : Prescription :

au début, 2 demi-verres par jour d'eau de la *Grande-Grille* doublés avec de l'eau commune, augmentation d'un demi-verre doublé tous les 3 jours, jusque au *maximum* de 6 demi-verres; addition au 1er demi-verre de 5gr de sulfate de soude, en tant que la constipation persistera; deux petites cuillerées par jour de sirop de digitale; bains 1/2 minéralisés; un peu frais; abstention d'exercices violents. — Au 26e jour du traitement, nul accident ne s'était encore produit du côté du cœur; le volume du foie était presque réduit à l'état normal; départ.

Nous attribuons la réduction si rapide du volume du foie à l'état récent de l'affection et au jeune âge du sujet.*

65e OBSERVATION. — *Engorgement de la rate, fièvre intermittente, névralgie intercostale.* — Mme de B... 26 ans; tempérament lymphatique nerveux; constitution un peu délicate; malade depuis 10 mois; a contracté ses affections aux environs de la Rochelle qu'elle habite. — A l'arrivée à Vichy, le 24 août 1869, le dernier accès date de 25 jours, la rate présente 14 centimètres de longueur, le teint est anémique; la névralgie persiste. — Donner d'emblée de l'eau de Vichy à cette malade serait l'exposer à une récidive de fièvre et à l'exaspération de la douleur intercostale. Prescription : 0 ^{gr} 4 de sulfate de quinine pendant 3 jours; léger sinapisme sur le point de côté; au 3e jour, 1 demi-verre d'eau de la *Grande-Grille*, le matin; 1 demi-verre au puits *Lardy* l'après-midi; augmentation de cette quantité de 1 demi-verre tous les 3 jours jusque au *maximum* de 6 demi-verres; bains demi-minéralisés quotidiens; aux 9e et 10e jour, nouvel emploi du sulfate de quinine, remplacé les jours suivants par l'usage du vin de quinquina. — Au 11e jour, la névralgie, dont l'intensité diminuait progressivement, a cessé; la longueur de la rate est réduite à 12 centimètres; aucun accident ne s'est déclaré. Au départ, après 24 jours de traitement, la rate est normale, le teint est plus coloré, les forces sont revenues, l'état général est très-satisfaisant.

Les nombreux cas de ce genre que nous avons observés à l'hôpital militaire, ne doivent plus faire considérer les fièvres intermittentes comme des contre-indications du traitement thermal, si l'on adjoint à celui-ci, appliqué du reste d'une ma-

nière modérée et interrompu pendant les accès.
l'usage des antipériodiques.

66° OBSERVATION. — *Engorgement très-considérable de la rate, gravelle urique, hématurie inter-
currente* — Mme S... de Liège; 47 ans; lymphatique, constitution de bonne apparence; 3 ans
d'invasion; ne sait à quoi attribuer son engorgement splénique qui forme une tumeur énorme
descendant de l'hypochondre gauche dans l'hypo-
gastre et qui s'est manifesté en même temps que
des coliques néphrétiques et la gravelle; les
besoins d'uriner sont incessants, l'urine est brune,
catarrhale et sablonneuse. — A l'arrivée le 12
juillet 1869, prescription : 2 demi-verres par
jour à la *Grande-Grille* et aux *Célestins*; augmentation d'un demi-verre tous les 3 jours;
bains demi-minéralisés quotidiens; douches minérales sur la tumeur. — Le 10 août, légère hématurie; coupage de l'eau par moitié. — Le 16
l'hématurie a cessé, les envies d'uriner restent
fréquentes, la malade sent plus de bien-être, la
rate lui semble plus légère et plus mobile, les
urines sont encore sablonneuses mais moins muqueuses; amélioration générale; départ.

67ᵉ Observation. — *Gravelle urique, cystite chronique, hématurie.* — M. V... de Grenade; 35 ans; affaibli; 5 ans d'invasion; a déjà éprouvé chez lui une hématurie. A son arrivée à Vichy, il boit, sans consultation médicale, de grandes quantités d'eau des *Célestins.* Il est pris, après 3 jours, d'une assez forte hématurie. Appelé pour ce cas, nous prescrivons la limonade sulfurique et une potion au perchlorure de fer; l'hématurie se calme: nous conseillons le départ.

Le retour et l'intensité de l'hématurie devaient évidemment nous obliger à une pareille mesure.

68ᵉ Observation. — *Cystite chronique probablement rhumatismale, dysuries fréquentes, état névropathique.* — M. S..., receveur d'enregistrement; 52 ans; très-nerveux; constitution sèche; malade depuis un an; arrive le 11 juin 1869. — Il a eu des douleurs rhumatismales; il porte aujourd'hui une cystite avec douleur modérée du col, qu'accompagne assez souvent un peu de dysurie; les urines sont restées claires; surexcitation générale. — Nous prescrivons l'eau minérale des *Célestins* coupée au 2/3 par de l'eau commune, à raison de 3 à 4 verres ainsi coupés par jour, des bains demi-minéralisés prolongés, des infusions de graines de lin, de l'orgeat. Après 25 jours de traitement, aucun accident ne s'est déclaré; l'état nerveux parait se calmer; l'amélioration est sensible.

Jamais cas n'a exigé plus de ménagements. C'est au coupage de l'eau minérale que nous devons certainement la bonne traversée de ce traitement.

69ᵉ OBSERVATION. — *Rétention d'urine, engorgement du foie.* M. C..., de Paris; 51 ans; sanguin bilieux; porte un engorgement du foie depuis 2 ans; mais a éprouvé autrefois, par suite de blennorhagies, des rétentions d'urine. Venu à Vichy il y a 28 jours et s'y traitant à sa guise pour son affection du foie, il a été repris tout-à-coup d'une violente rétention. — Appelé auprès de lui le 2 septembre 1866, nous lui prescrivons une application de sangsues, un bain prolongé, et une potion émulsive belladonée. Le malade urine le 3 au matin; repos et boissons délayantes pendant 3 jours, après lesquels nous conseillons le départ de Vichy.

Nous citons ce cas, parce que les cas pareils

sont très fréquents à Vichy, après avoir eu pour cause ordinaire l'incurie des malades.

70ᵉ Observation. — *Catarrhe vésical, gravelle urique, coliques néphrétiques, faible hématurie, albuminurie.* — M. M... de Montpellier; 45 ans; sanguin; bonne constitution; fils d'un père goutteux; a, depuis 3 ans, rendu quelques graviers rouges avec douleurs néphrétiques et un peu d'hématurie. — Il présente, le 6 juillet 1867, l'état suivant des urines : densité 1021, beaucoup de mucus vésical, quelques globules sanguins, albumine 85 centigrammes, faible quantité d'acide urique; pas de sucre. Aucune douleur vésicale dans ce moment, mais la miction ne manque pas d'être un peu pénible. — Prescription : au début, 2 demi-verres des *Célestins,* doublés d'eau commune; augmentation d'un demi-verre doublé tous les 3 jours; bains demi-minéralisés quotidiens; verre d'orgeat le soir. — Rien de particulier pendant le traitement qui dure 33 jours. — Au départ, les urines sont claires, pèsent 1017, et ne contiennent que des traces d'albumine; la digestion est facile; bon état général.

Nous aurions craint ou la dysurie ou l'hématurie si nous n'avions pas fait couper l'eau.

71e OBSERVATION. — *Dyspepsie, uréthrite, ophthalmie.* — M. X.., du Lot-et-Garonne; 34 ans; lympathique; invasion 2 ans; arrive le 11 juillet 1869 avec une dyspepsie acescente et une conjonctivite légère qui date de 2 mois. Il a eu une uréthrite il y a 4 mois. Nous hésitons à lui prescrire les eaux de Vichy et, sur ses instances, nous l'autorisons à en boire de 2 à 3 demi-verres par jour et à prendre des bains 1/2 minéralisés un peu frais. — Au 4e jour du traitement, l'uréthrite a reparu et l'ophthalmie s'est aggravée. Le malade aurait-il forcé les doses prescrites qu'il aurait trouvées trop faibles? Renvoi de Vichy avec conseils appropriés aux diverses affections.

Nous avons rarement vu l'ophthalmie, même chronique, ne pas s'aggraver sous l'influence des eaux de Vichy.

72e OBSERVATION. — *Diabète sucré, paralysie incomplète à gauche par suite d'apoplexie.* — M. G... de Lyon; 57 ans; sanguin : bien constitué; invasion du diabète 4 ans; invasion de l'apoplexie 3 ans; présente à l'arrivée, le 18 juin, une soif assez vive, une urine chargée de 50 grammes de sucre par litre et pesant 1031, et une paralysie incomplète du côté gauche, qui intéresse assez fortement la motilité et la sensibilité, et qui s'est notablement améliorée depuis 13 mois sous l'influence de la médication tonique. — Son cas nous embarrasse. — Nous procédons, au début, par 2 quarts de verre d'eau de la *Grande-Grille*, triplés, puis doublés d'eau commune; par des bains 1/2 minéralisés, à 31 degrés centigrades, par l'emploi quotidien de 5^{gr} de sulfate de magnésie, par l'usage des douches révulsives, et par le régime du professeur Bouchardat, le moins excitant que possible. — Au 26 juin, aucun incident n'ayant eu lieu, nous prescrivons 4 quarts de verre doublés; le reste *ut suprà*. — Au 2 juillet, 2e analyse : 20^{gr} de sucre, densité 1025; la soif est excessive, la dose de la boisson minérale est portée à 6 quarts toujours coupés. — Au 10 juillet 3e analyse : 4^{gr} de sucre, densité 1018; la soif a cessé, les forces sont un peu revenues, la paralysie s'est un peu améliorée : départ.

Nous avons été très-étonné, dans ce cas, de la rapidité avec laquelle ont diminué les quantités de glycose, alors que cependant la quantité d'eau minérale donnée n'a pas dépassé 8 quarts de verre. Il faut dire que le malade n'avait jamais si bien observé son régime.

72ᵉ OBSERVATION. — *Rhumatisme articulaire chronique, hypertrophie du cœur.* — M. M..., Suédois; 36 ans ; sanguin ; très-bien constitué ; arrive le 5 juillet 1868. Il a éprouvé depuis 2 ans 3 attaques de rhumatisme articulaire qui s'est compliqué d'endocardite, et il présente aujourd'hui un peu de gêne dans les articulations et les signes d'une légère hypertrophie du cœur. Nous ne pouvons que lui prescrire quelques demi-verres d'eau des *Célestins* doublés d'égales quantités d'eau commune, des bains 1|2 minéralisés, et 6 gouttes de teinture de digitale par jour.— Il part, au bout de 21 jours, sans avoir éprouvé le moindre accident, et avec moins de gêne dans les articulations.

73ᵉ OBSERVATION. — *Goutte par accès, emphysème pulmonaire;* — M. T..., du département de l'Hérault; 53 ans ; tempérament sec et nerveux; 18 ans d'invasion ; arrive le 27 juillet 1868, portant une goutte dont les accès se sont présentés jusqu'à 5 fois par an, et ont laissé une assez grande gêne dans les articulations des pieds. Cependant ils ne se sont présentés que faibles et au nombre de 3, depuis une saison thermale passée l'an dernier à Vichy. Mais M. T..., porte en outre depui:

quelques années, une emphysème pulmonaire
très-caractérisé, qui provoque des phénomènes
presque constants d'oppression et des bruits si-
bilants entendus même à distance. — Que faire ?
Envoyer de suite M. T..., au Mont-Dore ?
mais son état goutteux réclame les eaux de Vichy
et en a, l'an dernier, reçu quelques soulage-
ments. Nous prescrivons l'eau du puits *Chomel* aux
doses progressives de 4 à 8 quarts de verre par
jour, un granule d'arséniate d'antimoine du docteur Papillaud, à prendre tous les matins, une
séance quotidienne d'inhalation d'acide carbonique, et 5^{gr} de sulfate de soude à prendre
tous les 2 jours. — Aucun accident ne se manifeste pendant le traitement. — Au départ, après
21 jours de traitement, il y a moins de gêne dans
dans les articulations ; nous conseillons les eaux
du Mont-Dore.

74ᵉ OBSERVATION. — *Engorgement de l'ovaire,*
dyspepsie gastralgique, état névropathique ané-
mie. — Mᵐᵉ R..., de Limoges ; 34 ans ; tempérament nerveux ; assez bien constituée ; 2 ans d'invasion de l'ovarite ; 1 an d'invasion de la dyspepsie ; 3 enfants ; nous consulte le 10 juillet

1867 : épigastre douloureux après les repas, névralgies faciales fréquentes ; surexcitation générale ; anémie ; quelques palpitations de cœur ; l'ovaire gauche est de la grosseur d'un œuf de pigeon, depuis la 3ᵉ couche. — Prescription : Au début, 2 quarts de verre d'eau de *l'Hôpital* par jour, augmentation de 1 quart de verre tous les jours, jusque au maximum de 8 ; *Lardy* le soir, après 6 jours ; bains 1/2 minéralisés tous les 2 jours, alternant avec des douches minérales dirigées sur l'ovaire ; vin de quinquina. — Très-légères crises de névralgie faciale pendant le traitement, qui dure 39 jours. — Au départ, les digestions sont beaucoup moins pénibles, le teint est plus coloré, les palpitations ont cessé ; l'état nerveux est calmé ; l'ovaire est dégorgé ; il n'y reste qu'une légère douleur, quand on le presse.

Si nous avions laissé partir Mᵐᵉ B..., au 20ᵉ jour de traitement, comme elle en avait conçu le projet ; nous n'aurions obtenu qu'une faible amélioration. C'est lorsque les eaux sont données à faible dose qu'il y a lieu d'insister sur la durée de leur administration ; c'est évident.

75ᵉ OBSERVATION. — *Engorgement de l'utérus, légers phénomènes hystériques, anémie.*—Mᵐᵉ D...,

de Bordeaux; 39 ans; tempérament nerveux;
constitution bonne; 4 enfants, dont le dernier est
venu au monde il y a 3 ans; est souvent surexcitée,
a des *vapeurs*, quelquefois des névralgies faciales ou frontales, quelquefois la boule hystérique;
se plaint de quelques flueurs blanches; éprouve
depuis 3 ans une douleur sourde dans l'hypo-
gastre pendant la marche, l'éprouve assez forte
par la pression sur cette région, sans qu'il soit
possible de reconnaître une tuméfaction du corps
de l'utérus : mais un engorgement du col est
manifeste, avec légère antéversion, et un léger
suintement muco-purulent a lieu autour de l'ori-
fice, qui a une couleur un peu violacée; anémie.
Mme D..., a été traitée par les toniques par les
pilules de Blancard et les injections astringentes.— Nous devons ménager son état nerveux.
Prescription : Eau du puits *Lardy*, à raison de
2 à 4 quarts de verre progressivement; bains
demi-minéralisés quotidiens un peu frais; douches
vaginales demi-minéralisées dans le bain; nouvelles douches minérales avec l'eau de la source
Mesdames, à domicile; vin de quinquina ; régime
substantiel. — quelques bouffées de chaleur,
quelques névralgies fugaces, pendant le traite-

ment; point de phénomènes hystériques. — Au départ, après 24 jours, le suintement utéro-vaginal a cessé; il y a moins de fatigue; la douleur hypogastrique est plus sourde, le col est à peine engorgé : amélioration générale.

Nous aurions voulu conserver Mme. D..., quelques jours de plus.

§ III — LES CONTRE-INDICATIONS ET LES MOTIFS DE RÉSERVE SELON LES CONDITIONS HYGIÉNIQUES.

Si, comme nous l'avons vu, il est des conditions hygiéniques favorables au traitement de Vichy, il en est d'autres qui, soit qu'elles appartiennent à l'individu, soit qu'elles appartiennent à son milieu, lui sont défavorables, et qu'il importe au médecin de découvrir et d'apprécier quand il va se rendre juge de l'opportunité ou de l'inopportunité de l'usage des eaux. Exposons-les et discutons-les.

Les contre-indications et les motifs de réserve selon les tempéraments. — Aucun tempérament à moins que son type porté à l'excès ne cons-

titue une maladie, n'est une cause de contre-indication dans le traitement de Vichy. Mais il peut,
dans certains cas être un motif considérable de
réserve. C'est ce que nous avons déjà exprimé
à l'égard du tempérament fortement *nerveux*
et du tempérament fortement *sanguin*, et nous
le dirions encore à l'égard du tempérament très-
lymphatique, si nous n'avions pas des eaux bi-
carbonatées sodiques assez fortement ferrugineuses et arsénicales à lui opposer. Quant au tempérament *bilieux*, il ne sera jamais un sujet de
de contre-indication ou de réserve à Vichy, attendu que les eaux de cette station sont, sans
doute par leurs effets altérants chimiques sur le
tissu du foie et sur le liquide biliaire lui-même dont
elles paraissent faciliter l'écoulement, les meilleurs tempérants de l'appareil hépatique.

C'est chez les tempéraments *nerveux* que nous
avons remarqué le plus d'incidents pendant le
traitement, des incidents se traduisant tantôt par
l'agitation et l'insomnie et tantôt par des phénomènes spasmodiques ou névralgiques. Aussi a-t-il
toujours été nécessaire de lui opposer une grande
modération dans les quantités, et a-t-il même
fallu quelquefois lui opposer le coupage de l'eau

12.

minérale par de l'eau commune. Enfin un régime
peu excitant, mais substantiel, et l'emploi des
sédatifs et des toniques a toujours favorisé chez
lui l'usage des eaux les moins excitantes et les
plus ferro-arsénicales.

Nous avons eu toujours les mêmes craintes pour
le tempérament fortement *sanguin* ou plétho-
rique. Ici, la modération dans les quantités, le
coupage, les douches chaudes dirigées sur les
membres inférieurs, une nourriture douce et peu
substantielle, l'abstention complète des excitants
et l'exercice ont été de rigueur pour mettre obstacle aux congestions cérébrales ou pulmonaires
imminentes, et permettre la guérison ou le soulagement des états morbides traités.

Selon les constitutions. — Ce que nous venons
de dire des tempéraments très-sanguins s'applique
aux constitutions *très-fortes.* Cependant si ces
constitutions ne sont pas liées à un état plétho-
rique prédominant, elles sont dans d'excellentes
conditions pour subir le traitement.

Les constitutions *faibles* réclament toujours de
grandes réserves, à cause de l'instabilité de leur
équilibre physiologique. Elles ont beaucoup à

craindre de toute influence anormale quelconque,
soit excitante, soit débilante. C'est à elles que
conviennent le mieux les eaux bicarbonisées sodiques ferrugineuses, si toutefois l'emploi du fer
n'est pas contre-indiqué par l'affection qu'il s'agit
de traiter. C'est ainsi que, pour certaines dyspepsies irritatives et cependant accompagnées
d'anémie générale, les eaux les plus ferrugineuses se montrent quelquefois trop indigestes et
trop lourdes, et ont besoin de l'emploi préalable
d'eau plus douces et plus légères.

Selon les âges. — Aucun âge ne contre-indique
l'usage des eaux de Vichy. Mais il est clair que
les âges extrêmes, ceux que les statistiques pla-
cent le plus près de la maladie ou de la mort,
réclament la plus grande modération dans l'usage
des eaux.

Peu d'enfants en bas âge sont soumis à l'u-
sage des eaux de Vichy. Nous en avons vu cependant qui, étant atteints de cachexie paludéenne, avec engorgement des viscères abdominaux, ont rapidement repris la santé à Vichy.
D'autres atteints de carreau, de légers engorgements des ganglions du cou ou d'obésité pré-

coce, reçoivent un bénéfice réel des eaux du puits *Mesdames*, du puits *Lardy* et des eaux de *Ste-Marie* (de Cusset). Mais l'on sait avec quelle facilité se développent les phénomènes cérébraux et convulsifs chez les enfants; il a donc été rationnel d'user à leur égard d'une surveillance incessante et des plus grandes réserves.

C'est le vieillard qui est le plus réfractaire à l'emploi des eaux de Vichy; c'est lui qui y contracte le plus d'accidents et qui y présente le plus de contre-indications : et cela se conçoit, si le vieillard a moins que l'enfant et que l'adulte de force de réaction, s'il est plus éprouvé qu'eux par les accidents de la vie et par les diverses diathèses, si son encéphale, ses poumons et quelquefois son cœur sont plus exposés aux congestions et aux embolies, si ses viscères abdominaux ont la paresse de la *veinosité*, et si surtout son appareil urinaire déjà éprouvé par la gravelle ou le catarrhe, peut, sous l'influence de l'excitement provoqué par les eaux, contracter des dysuries redoutables quelquefois mortelles, en cas de rétrécissement antérieur. Nous ne parlons pas des métastases goutteuses ou rhumatismales, toujours à craindre à cet âge.

Selon les sexes. — En général, on ne doit pas traiter à Vichy les deux sexes d'une manière identique. Le sexe *masculin* qui est le plus toniquement et le plus fortement constitué, qui est le moins impressionable et le moins nerveux, devra et pourra supporter ordinairement de plus fortes quantités d'eau minérale ; il sera, donc moins exposé, dans son état général, aux motifs de réserve. Mais il pourra quelquefois, d'une manière particulière, leur être davantage exposé par ses plus grandes tendances aux congestions actives, par ses imminences de goutte, par la délicatesse de ses voies urinaires, par la nature de ses travaux intellectuels et physiques, par ses habitudes bien souvent contraires aux lois de l'hygiène etc.. etc. Quant au sexe *féminin*, il sera souvent, d'après certaines conditions de menstruation, de grossesse, de suites de couches, d'allaitement ou de ménopause, dans la nécessité de s'abstenir des eaux ou d'en user avec la plus grande modération. Pendant la période menstruelle, les femmes ne devront prendre ni bains ni douches, et elles devront fortement diminuer les quantités de boissons. Des bains ne leur seront permis que dans la seconde partie de la grossesse, et elles devront, pendant toute cette période, ne boire les eaux qu'avec la plus grande réserve. Elles devront s'abstenir du traitement thermal dans les six semaines qui suivront les couches, et n'en user qu'avec une extrême modération pendant l'allaitement. La ménopause enfin, qui donne lieu à tant d'accidents nerveux, utérins et mammaires devra être particulièrement surveillée pendant l'usage des eaux.

Nous avons remarqué que les femmes étaient en général, plus éprouvées que les hommes pendant les traitements ; et cela tient sans doute à leur plus grande impressionnabilité nerveuse. Aussi n'ont-elles pas besoin, avons-nous dit, d'aussi fortes doses de boisson que les hommes pour obtenir les mêmes résultats physiologiques. A ce sexe délicat conviennent mieux généralement les eaux alcalines chaudes, et conviennent plus fréquemment les eaux alcalines ferrugineuses.

Selon les idiosyncrasies. — La connaissance des idiosyncrasies d'un malade arrivant à Vichy doit être recherchée avec le plus grand soin par le médecin. Si ces idiosyncrasies émanent de dispositions particulières du côté du système nerveux, du cœur, des gros vaisseaux, des poumons ou de l'appareil musculaire, elles seront des motifs plus considérables de réserve, que si elles émanaient d'autres organes ou d'autres appareils. Si , au contraire, elles émanent d'organes dont les affections sont traitées à Vichy, ce sera une raison de plus pour insister sur l'emploi des eaux de cette station.

Les idiosyncrasies générales ou les diathèses devront encore, à ce point de vue, être sérieuse - ment étudiées. Que de distinctions n'y aura-t-il pas à faire, en effet, s'il s'agit de diathèses herpétiques, cancéreuses, tuberculeuses ou strumeuses, ou de diathèses diabétiques, goutteuses ou rhumathismales.

Selon les conditions d'hérédité. — Il est clair que si ces conditions ont provoqué des susceptibilités analogues aux idiosyncrasies que nous venons d'étudier, elles rentreront dans les mêmes cas.

Selon les habitudes. — L'excentricité, le désordre ou l'exagération de certaines habitude devront être tempérées pendant le traitement thermal, ou ce traitement ne réussira pas.

Ainsi les habitudes relatives aux boissons alcooliques. aux sensations sexuelles, aux veilles désordonnées, au jeu, à la fatigue musculaire, au travail intellectuel, aux repas succulents ou copieux, à l'abus du tabac à fumer etc., etc., devront être, pour le moins, suspendues pendant le traitement. Mais, d'autre part, le traitement devra tenir compte des effets de ces habitudes et se modifier selon leurs cas. L'individu adonné à l'ivresse, aux plaisirs, au jeu, à la table ou aux travaux de l'esprit ne devra pas évidemment être traité comme l'individu qui s'est mis à l'abri des passions. Cet individu sera devenu excitable par quelque point, et c'est sur ce point que devra se fixer l'œil du médecin pour ne pas augmenter par le traitement le mal déjà acquis. Mais il n'y aura pas seulement lieu, pour celui-ci, de s'informer de l'excitabilité acquise : il faudra qu'il s'informe encore de l'épuisement qui aura pu être sa conséquence. Que faudra-t-il faire alors? mettre en jeu toutes les ressources des médications reconstituantes et toniques.

Ce ne sont pas seulement les habitudes passionnelles qui devront être étudiées : ce seront encore les habitudes fonctionnelles. Il faudra donc

tenir compte des habitudes de la digestion, de la
circulation, de la respiration, de la miction, des
sensations et de la locomotion. Chaque habitude
s'écartant de l'état normal devra, autant que possible, être redressée, afin que le traitement ait les
plus grandes chances de réussite, et le traitement
devra lui-même se modifier dans le sens de ce
redressement. C'est ainsi que les habitudes de
constipation ou de diarrhée exigeront des prescriptions particulières, que les gênes, souvent imposées à la circulation, à la respiration ou à la
digestion par les modes, les professions, etc.,
auront créé des modifications organiques, fréquentes sources de motifs de réserve, et qu'enfin les genres de vie sédentaire ou mobile, oisive
ou animée, intellectuelle ou matérielle, réclame-
ront chacun une appropriation particulière de
traitement, dans laquelle il s'agira de modérer
l'action des fonctions trop stimulées et d'exciter
l'action de celles qui ne le sont pas assez. Certes
le traitement par les eaux de Vichy n'arrivera
pas toujours seul à ces résultats ; mais les adjuvants de la matière médicale et de l'hygiène sont
très-nombreux, et devront être souvent mis en
réquisition.

13

Selon l'imminence morbide. — Il est clair que cette circonstance est un motif de contre-indication aussi puissant qu'une affection déclarée. Nous voyons, tous les ans, un grand nombre d'individus, venant à Vichy, contracter en route des commencements de rhume, des douleurs vagues, des malaises quelconques, etc. La contre-indication sera flagrante jusqu'à ce que ces états aient disparu. Que dirons-nous de l'imminence des fièvres intermittentes, si fréquentes à Vichy chez les individus atteints de cachexie paludéenne avec ou sans engorgement des viscères abdominaux? Ici, ne doit-on pas faire marcher de front un traitement thermo-minéral modéré et un traitement antipériodique? c'est ce que nous avons toujours fait avec le plus grand succès. Nous avons, pendant le premier, administré, par intervalles de quelques jours, le sulfate de quinine; mais nous lui avons souvent adjoint le traitement hydrothérapique.

Selon les états de convalescence. — De grands ménagements doivent être observés à l'égard de l'emploi des eaux, après toute affection aiguë, et surtout s'il s'agit de maladies de l'appareil respiratoire, d'affections nerveuses, d'affections du cœur, de rhumatismes, d'accès intenses de goutte, de fièvres graves, de fractures récemment consolidées, de plaies ou d'ulcères récemment cicatrisés et d'exanthêmes. Moins on sera éloigné de l'entrée en convalescence, plus la contre-indication sera formelle ; c'est évident.

Selon les incidents de traitement. — On se doute bien que tous les incidents survenus pendant le traitement, dont nous avons donné un tableau assez complet dans notre brochure sur ce sujet, ont été, pour le moins, des motifs de réserve dans l'emploi des eaux, autrement dit des motifs de diminution des quantités déjà prises, des motifs de coupage, ou même des motifs d'interruption plus ou moins prolongée de leur administration. Mais quelques-uns d'entr'eux ont pu se présenter comme des contre-indications formelles, et tels sont des cas de congestion cérébrale, de dyspnée intense, de palpitations de cœur violentes, de pleuro-pneumonie, d'hémoptysie, d'hématémèse, de spasmes ou de douleurs vésicales, d'hématurie, de fièvres diverses etc., etc. En ces cas, c'est aux médications qui leur étaient spéciales qu'il a fallu bien entendu recourir.

Parmi les incidents du traitement, il en est un, tout moral, dont nous n'avons pas parlé dans dans notre brochure, qu'il importe de signaler ici, parce qu'il nous force quelquefois de modifier nos traitements. Cet incident c'est l'*ennui*, l'ennui qui, après quelques jours de l'usage des eaux, s'empare de certains malades, et notamment de ceux qu'affectent les maladies abdominales, si disposées à se compliquer de mélancolie, et les porte à un départ anticipé. Cet incident prend pour motif l'éloignement du foyer, l'absence de la famille, les soucis inhérents aux affaires, la rupture des habitudes ou l'oisiveté. Eh bien! nous ne saurions trop insister pour que les malades se livrent à Vichy à de nombreuses distractions, et pour que, dans ce but, l'Administration des eaux, qui a charge spéciale de certains délassements, les maîtres d'hôtels qui doivent tous leurs soins au bien être de leurs hôtes et l'Administration de la ville elle même, qui avant tout, doit avoir souci de sa prospérité, favorisent, chacun dans sa sphère, les solutions démandées par la médecine.

Il y a, à Vichy, de charmantes promenades, des hôtels confortables et fréquentés par une bonne société, des concerts gratuits en plein air et les délassements d'un casino : mais nous voudrions y voir partout plus d'animation. On ne saurait trop y multiplier les fêtes : il y faut des courses, des régates, des concours d'orphéons, des danses et des bourrées nationales, des spectacles variés, des jeux forains, des rendez-vous publics à distance, des invitations privées, beaucoup de mouvement enfin. Dès lors, tout ce qui tient à Vichy et à sa prospérité doit se prêter, libéralement et sans pressurer les bourses et les mouvements, à ce vaste système de récréations.

Loin de nous, bien entendu, de vouloir donner une trop large part à ce qui ne doit être que l'accessoire du traitement, loin de nous de vouloir le faire sortir des bornes de l'hygiène. Dès lors, les stationnements, même agréables, dans des airs confinés, seront courts; on ne se passionnera pas pour la vie de café, pour des jeux insomnieux ou pour des bals trop prolongés ; on ne se croira pas obligé de goûter à tous les plats d'une table d'hôte; on se dispensera des stationnements et des promenades nocturnes à la merci des influences d'une rivière mal encaissée; on fera bien de consulter l'état de l'atmosphère avant de sortir, le soir, de son hôtel, et, comme on se sera levé le matin de bonne heure, pour vaquer aux opérations thermales, on se couchera de bonne heure.

Il est aisé de comprendre par là que c'est dans une heureuse harmonie du traitement médical et des distractions que nécessite l'éloignement du foyer que devra se passer la saison de Vichy, pourvu que dans cette harmonie, le dernier système ne soit jamais que l'adjuvant du premier, On a rêvé, pour Vichy, nous le déplorons, la triste prospérité de Wiesbaden, de Bade et de Monaco ; on a rêvé pour lui la *roulette* et la *Maison dorée*; on a même rattaché à cette idée le désastre de nos bonnes maisons. Mais le but de Vichy est, au point de vue sanitaire, trop sérieux, pour qu'il soit permis d'y fausser la médecine, d'en éloigner les familles honnêtes, et d'en faire un rendez-vous quelconque d'exploitants et d'exploités.

Selon les saisons. — Le choix des saisons pendant lesquelles l'on devra faire le traitement thermal réclame une grande attention. Il est d'usage que l'on vienne s'y soumettre du commencement dn mois de mai à la fin de septembre. Cependant dans les cas d'urgence, l'on peut, pour certaines maladies, faire usage des eaux de Vichy toute l'an-

née. Ces maladies sont celles du tube digestif, les
engorgements du foie et de la rate et la gravelle.
Mais si nous donnons ce conseil, c'est aux conditions qu'il n'y aura pas la moindre complication,
pas même un simple éréthisme, du côté des voies
respiratoires, de l'appareil locomoteur ou de la
vessie. Maintenant, il est si fréquent, en hiver, de
voir s'éveiller des susceptibilités sur ces organes,
et les eaux de Vichy sont si loin d'y mettre obstacle que, en cas de nécessité absolue de l'emploi
des eaux, on ne saura trop prendre de précautions pour éviter cet éveil.

Ces eaux ne devront pas être prises en grande
abondance dans cette saison ; on n'usera que des
eaux chaudes ; on ne prendra pas de bains sous
l'influence des temps humides ; on stationnera
dans une chambre chauffée après le bain (1), et

_____

(1) Il serait à désirer que la Compagnie fermière de l'établissement
thermal organisàt, dans l'hiver, des salles d'attente et de repos à pro-
ximité des cabinets de bains et de douches. Il existait bien, il y a trois
ans, dans la partie sud de l'établissement thermal, en face du Parc,
une magnifique galerie qui, chauffée en hiver, eût rempli ce but, comme elle le remplissait déjà en été. Mais il est venu à l'idée d'un direc-
teur de cette Compagnie d'en changer, sans un avis connu du Conseil
d'hygiène et de salubrité publiques, la destination, et nos malades se
sont trouvés privés d'un lieu confortable de repos et de conversation
avant ou après le bain, et même d'un abri dans les mauvais temps.
Nous osons compter sur la sollicitude de MM. les médecins ins-
pecteurs, et, s'il le faut, sur celle de MM. les membres du Comité d'hygiène et de salubrité publiques, pour faire rendre cette galerie à cet

l'on aura déjà choisi dans la ville un logement confortable.

Ainsi que nous l'avons déjà exprimé ailleurs, nous conseillons l'usage des eaux de Vichy en hiver plutôt aux personnes du nord qu'à celles du midi. Les premières trouveront dans le département de l'Allier un climat plus chaud que le leur, et les secondes y trouveraient un climat trop froid. A celles-ci nous conseillons, dans l'attente de la bonne saison, l'usage des eaux transportés qui, quoique beaucoup moins actives que les eaux prises aux sources, quoique ne pouvant pas se mettre complètement à leur place, comme nous

indispensable service. Ce n'est pas seulement, du reste, au but sanitaire de l'établissement thermal que cette suppression a fait défaut : elle l'a fait encore à l'harmonie architecturale de ce remarquable monument.

Nous ne terminerons pas ce travail sans déplorer une autre mesure plus funeste encore à nos traitements. Depuis quelques années le tarif des bains a été considérablement augmenté. Les prix s'en élèvent aujourd'hui à 3 francs pour le bain de première classe et à 2 francs pour celui de deuxième classe; nous ne comptons pas les accessoires. Par un tel tarif, ce genre de médication est devenu à peu près inabordable. Les malades s'en effraient ; ceux qui se décident à l'entreprendre l'écourtent : les traitements sont donc manqués ou incomplets, et si la médecine ne peut y trouver son compte, la réputation et la prospérité de Vichy ne sauraient y trouver le leur. Cette mesure est déplorable au point de vue du but de l'établissement, et n'est utile, on le sent bien, qu'au commerce très-lucratif des eaux transportées.

Il faut dire que l'État est propriétaire des sources, et qu'il a luimême, dans la loi du 7 mai 1864, autorisé ce tarif. Chaque individualité malade avait mieux à attendre, il faut le reconnaitre, de sa part de propriété.

l'avons déjà dit, ont cependant, une valeur thérapeutique préparatoire et quelquefois complémen-
taire incontestable.

Nous ne conseillons pas les saisons d'hiver aux
goutteux, aux rhumatisants et aux personnes atteintes de catarrhe vésical, attendu que leur équilibre physiologique est des plus instables dans
cette saison, et qu'il suffirait de leur déplacement
et surtout de l'excitement produit chez eux par
les eaux pour leur ramener de nouveaux accès
ou de redoutables récrudescences.

Ceci veut encore dire qu'il est bon que ces
malades n'approchent pas de Vichy tant que
l'état de l'atmosphère est très-variable.

Les mois les plus convenables pour prendre
les eaux de Vichy sont ceux de juin, de juillet et
d'août; mais il se fait d'excellentes cures aux
mois de mai et de septembre, et, en cas de nécessité, on peut sans trop de crainte aborder Vichy dans la dernière moitié d'avril et y rester
pendant la première moitié d'octobre. Si le printemps y est un peu pluvieux, nulle part l'automne n'est aussi belle.

Selon les constitutions médicales. — Nous n'a-
vons que peu de chose à dire de ces constitutions.

Vichy est une ville salubre, et susceptible de devenir, à peu de frais, plus salubre encore. Les affections parfois épidémiques hivernales et printanières y ont disparu au moment de la saison thermale, et les affections épidémiques estivales y sont à peine notables.

Les fièvres intermittentes d'automne n'y apparaissent presque plus depuis l'endiguement de l'Allier vis-à-vis de la ville. Sans doute, le lit très-inégal de cette rivière, un ruisseau devenu égout qui traverse la ville, et un marécage situé près de l'enclos des Célestins peuvent encore donner quelques craintes aux étrangers. Mais un barrage, placé en aval de Vichy, vient d'ôter au lit de la rivière, en faisant augmenter le volume de ses eaux, tous ses dangers d'infection; le petit ruisseau dont nous avons parlé a déjà été voûté dans la plus grande partie de son parcours, et est, du reste, nettoyé tous les ans : Mais, il faut le dire à regret, le marécage situé en amont de la ville subsiste. C'est à l'Administration des ponts et chaussées qu'incombe, nous dit-on, la tâche de le combler, et il pourrait être comblé à peu de frais, puisqu'il est en contact avec un banc de graviers situé dans le lit même de l'Allier. Pourquoi laisse-t-on donc un hideux foyer d'infection sous les murs d'une ville de 6,000 habitants, d'une ville annuellement fréquentée par 25,000 étrangers, dont 10,000 au moins y viennent chercher la santé? Est-ce là de l'hospitalité médicale?

Sans doute l'influence de ce marécage est nulle sur la partie de la ville habitée par les étrangers; sans doute les promeneurs les mieux avisés en évitent les parages dans la soirée : Mais Vichy, la ville hospitalière, la ville médicale par excellence, doit avoir ses privilèges : *comme la femme de César, elle ne doit pas être soupçonnée.*

§ V. — Résumé.

Les contre-indications ou les réserves du traitement thermal de Vichy peuvent trouver pour causes dans les eaux de cette station, selon les susceptibilités des sujets, des pouvoirs trop excitants, trop altérants ou quelquefois même trop toniques.

Elles peuvent trouver pour causes, dans la *nature* des maladies que l'on traite ou qu'il s'agit de traiter, tantôt les excitations sanguine et nerveuse, générales ou locales, et tantôt divers états cachectiques, diathésiques, suffusifs, hémorrhagiques, etc., que divers composants des eaux peuvent exaspérer.

Elles peuvent trouver pour causes, dans les *siéges* de ces maladies, la présence d'organes, trop vivement excitables ou trop délicats pour pouvoir supporter, étant malades, l'usage des eaux, notamment la présence de ceux qui sont sous la dépendance du système nerveux cérébro-spinal et qui sont les plus immédiatement essentiels à la vie.

Elles trouvent enfin pour causes, dans les *conditions hygiéniques* variées des sujets, une série de manières d'être antipathiques à cette médication.

C'est au médecin à apprécier tous ces cas et, après les avoir appréciés, à déterminer si le malade peut subir le traitement, et, dans le cas où il peut le subir, à quelles conditions il peut le faire; appréciation souvent très-délicate, souvent hérissée des plus grandes difficultés, appréciation dont nous venons de faire sentir toute l'importance.

F I N

TABLE DES MATIÈRES

ERRATUM. — A la page 20, dix-neuvième ligne, au lieu de « et des traces de *bi-carbonate de magnésie* » lisez : « et des traces de *bi-carbonate de manganèse.* »

Imp. et Lith. C. Bougarel. — Vichy.

Imprimé en France
FROC010919220620
24337FR00012B/181